Kama Sutra para conocer y volver loca a la mujer

Se el mejor amante, conoce todos los rincones del placer de la mujer.

Este libro es un extenso manual de conocimiento del cuerpo femenino ayuda a conocer los secretos del desconocido y complejo universo de la sexualidad femenina, explanado a detalle, sin tabúes ni falsos mitos. Contiene numerosas ilustraciones para que el lector tenga un panorama mas gráfico de lo que se trasmite, no dejando lugar a dudas, abarca todos los temas que interesan a quienes deseen disfrutar de un erotismo plenamente imaginativo. Para que ella se lance con libertad a conocer su cuerpo y él comprenda las claves para estimularla hasta el máximo grado de excitación.

Contiene temas claves de vital importancia para que conozcas y comprendas el complejo cuerpo de la mujer

El mapa erógeno de la mujer • Lo femenino como identidad • El arte de excitar a una mujer •

Las claves para ser un mejor amante • La importancia del clítoris • Fantasías • La primera vez •

Embarazo y sexo • Los problemas sexuales más frecuentes.

Es un manual preciso, conciso y único para ser el mejor amante que una mujer puede tener, por que sabrás donde cuando y como hacer lo tuyo.

INTRODUCCIÓN

El Kamasutra se popularizó en occidente como un manual para tener relaciones sexuales. Para quienes no lo han leído y a nivel masivo es un manual que enseña poses sexuales exóticas, ideal para personas que buscan romper con la rutina. El Kamasutra no es eso y quienes esperen eso y consigan una edición no ilustrada, como la primera que conseguí yo, terminarán más que desilusionados. Tampoco es el Kamasutra un texto trans histórico. Considero que toda producción literaria es inevitablemente hija de su época y más allá de la cantidad de frases o párrafos que se consideren aplicables a la realidad actual o pasibles de describirla, siempre habrán frases o párrafos que no guarden una relación tan estrecha con el modo de vida de las personas hoy. Son marcas claras de la época en la que ha sido escrita y de la mirada que sobre ella tenía el autor. Así como existen marcas de la época imborrables, existen también marcas geográficas o espaciales. En el caso del Kamasutra en varios capítulos se mencionan distintos países o regiones que hoy forman parte de la Republica de la India.

Hace ya varias décadas que las mujeres iniciaron una verdadera «revolución», reclamando el derecho a disfrutar libremente de su sexualidad y, sin embargo, pese a los grandes cambios sociales que las han llevado a avanzar en todos los aspectos, el erotismo —para muchas— sigue siendo una esfera limitada.

Esto sucede porque a veces resulta imposible desvincular el goce sensual del amor pero, si bien es cierto que las emociones y la proximidad afectiva son importantes, también lo es la pasión, ya que se puede sentir atracción física al margen de otros sentimientos. Asimismo, según la edad, los prejuicios o la educación restrictiva siguen pesando demasiado.

Mientras el hombre acepta sin problemas este aspecto de su vida, estimulado por la sociedad, la asignatura pendiente de la mujer de este nuevo siglo es comprender que sus Instintos sexuales son naturales, por lo que deben no sólo no reprimirlos, sino disfrutarlos plenamente. Sentirse atraída y excitada por un hombre y gozar de la sensualidad no es libertinaje sino auténtica libertad que, si la mujer la vive sin culpas ni vergüenza, le procurará verdadero placer en todas las esferas, emocional, física y psicológica.

Cuando dos personas se funden en una relación sexual apasionada y se lanzan al juego del amor, dándose goce mutuamente, crean juntas una de las más bellas y puras situaciones que podemos experimentar. El universo de los sentidos es una fuerza natural e insoslayable que todas las mujeres pueden y merecen alcanzar para llenar su vida de riqueza sensorial y plenitud.

HACIA UN PLACER MAYOR

En la medida en que durante siglos la sociedad ha reservado a la mujer sólo el papel reproductor, su sexualidad se ha visto limitada. Por esta razón el erotismo femenino se convirtió en algo inexplorado incluso para ella, mientras que los hombres daban por sentado que lo que les resultaba placentero a ellos era suficiente.

Lo cierto es que la mujer es un universo sensual infinitamente más complejo que el del hombre y descubrirlo es una experiencia apasionante para ambos sexos. Pero, antes de poder compartir su riqueza erótica, es preciso desinhibirse y lanzarse con gozo a conocer el cuerpo, aprendiendo qué estímulos lo despiertan y le dan placer. Luego, ella podrá guiarlo a él para aumentar la intensidad de sus relaciones sexuales.

A veces, por desconocimiento o falso pudor, la mujer cree que carece de deseo o no está bien dotada para el sexo y teme confesarlo ante sí misma o a su amante. Pero en la mayoría de los casos lo mejor es precisamente descubrir las claves que la lleven a disfrutar del erotismo.

Cada mujer es un nuevo territorio sensual a explorar y sólo ella debe decirle o insinuarle al hombre cuáles son sus secretos para así poder recibir y dar placer. Aprender a hacerlo con espontaneidad, sola y en compañía, evitando fijar reglas previas resulta estimulante y conduce a la excitación natural para alimentar la sensualidad y alcanzar la cima del clímax, ya que la libido eleva su caudal si se la nutre de erotismo y la sexualidad crece cuanto más se ejerce y a medida que aumenta la experiencia sensorial.

> **Cada mujer es un nuevo territorio sensual a explorar y sólo ella debe decirle o insinuarle al hombre cuáles son sus secretos para así poder recibir y dar placer.**

Despojarse de falsos tabúes y aceptar el sexo como algo positivo constituye un buen punto de partida. El camino es disponerse con naturalidad al juego de seducir y ser seducida aceptando el excitante desafío que esto supone para los amantes. Así, poco a poco, la intensidad que se obtenga será cada vez mayor y la esfera sexual — tan imprescindible de colmar como cualquier otra necesidad— se irá incorporando a la vida de ella, que notará cómo incremento su equilibrio y plenitud a medida que recibe satisfacción.

LA PSICOLOGÍA DEL SEXO

La visión y la actitud ante la vida varían mucho según la persona; del mismo modo, suelen ser diferentes entre la mujer y el hombre, lo que se refleja especialmente en las relaciones sexuales.

Para que ella muestre una disposición positiva hacia el sexo, por más desinhibida que sea, si no se siente deseada y estimulada por el hombre, su instinto se retraerá. En efecto, debido a la disparidad de valores culturales entre ellos, la mujer tiende a creer que si no se la requiere es porque no resulta lo bastante atractiva o no es una buena amante. Todo esto influye inevitablemente en su conducta erótica.

Su libido acostumbra a disminuir influenciada por una sociedad tan competitiva como la actual, que da tanta importancia al modelo estético, ya que la mujer ansía ser perfecta y, si no responde con exactitud a esa pauta, su autoestima decrece.

Es importante tener claro que, por una parte, también los hombres sienten inseguridad en la intimidad y, por otra, que la atracción que ella les despierta no depende exclusivamente de la perfección de su cuerpo, sino que la sensualidad es una suma de factores en la que juega un papel primordial cierta química inexplicable.

Si bien a ella un hombre puede parecerle muy atractivo, no siempre se trata de algo físico porque las mujeres emocionalmente maduras suelen inclinarse hacia el conjunto de la personalidad; los hombres pocas veces logran comprenderlo. Contra lo que ellos pueden suponer, la mujer no va en busca del amante más experto sino de aquel que al hacer el amor la haga sentirse de verdad deseable.

La mujer ansía ser perfecta y si no responde exactamente a las pautas establecidas, siente una baja autoestima.

Igualmente, la sensibilidad femenina advierte cuando él va a los estímulos fáciles con la idea fija de la penetración sin atender a sus deseos, lo que hace que ella se inhiba y deje de participar.

Para disfrutar realmente de la sensualidad no es posible dejar de lado ciertos aspectos psicológicos concretos, ya que después de un día difícil en el hogar o en el trabajo, si se está cansada y colmada de tensiones, es raro tener una buena disposición para el sexo; lo mismo sucede si se está pasando una temporada de estrés o de conflictos emocionales.

El diálogo franco y abrirse a la imaginación y la fantasía son los elementos ideales para crear un clima propicio a la intimidad.

CLIMA DE INTIMIDAD

Disponerse al diálogo franco y abrirse a la imaginación y la fantasía son los elementos ideales para crear un clima perfecto para la intimidad entre amantes. Cuando dos personas se dejan llevar por el goce de los sentidos, nace entre ellas una complicidad natural propicia al juego erótico.

La sexualidad femenina tiene un lento despertar, necesita ser estimulada durante un tiempo más prolongado, por eso la complace estar en brazos del hombre sensible, que respete su ritmo hasta que surja la pasión.

Si se permite a los cuerpos responder con libertad a sus deseos, abrazarse y estimularse sin que se interponga la urgencia del orgasmo, éstos disfrutan a cada instante de todas y cada una de las estaciones del placer, demorándose en lo que mayor goce produzca.

Este clima de Intimidad crece arropado por estímulos exteriores tales como una temperatura grata, un ambiente perfumado de incienso o iluminado con velas aromatizadas… Todo esto contribuye a que los amantes se distiendan y se predispongan positivamente a disfrutar el uno del otro.

Cada uno de los sentidos es importante en el momento de la pasión: el color de las prendas de la ropa interior o de las sábanas y de otros elementos decorativos excitan el mundo sensorial, tan alerta cuando late el deseo.

La mujer y el hombre no se expresan sensualmente de la misma manera. Por ello la intimidad compartida es la mejor aliada para que se conozcan y adquieran confianza en sus juegos eróticos, mimando sus sentidos y, sobre todo, diciéndose qué desean dar y recibir para sentir el máximo placer sexual.

Como toda ceremonia, el sexo requiere de un escenario y unos ritos que lo enriquezcan, al que se le pueden ir añadiendo ingredientes cada vez más excitantes para no caer en la monotonía. Paulatinamente nace una cultura íntima entre los amantes que, a medida que crece el conocimiento mutuo, se sienten más libres y erotizados en cada nuevo encuentro.

Además de la piel que se despierta con caricias, besos y roces que son en sí mismos mensajes de deseo, la voz constituye un vehículo de gran sensualidad porque él y ella disfrutan al crear un lenguaje propio y único que acrecienta su pasión hasta límites desconocidos.

EL MAPA SEXUAL FEMENINO

E l aparato genital de las mujeres está en su mayor parte oculto, salvo la vulva, que tampoco está a la vista, pues se encuentra en el interior de los muslos, entre el pubis o monte de Venus y el perineo; el vello púbico, a su vez, esconde los labios mayores y menores, el clítoris, el orificio urinario y la entrada a la vagina. Su ubicación frena el conocimiento que las propias mujeres tienen de sí mismas.

Algunos sexólogos sostienen que en la pared frontal interior de la vagina hay una zona erógena, denominada el punto G, muy sensible a la estimulación y capaz de llevar al clímax. No obstante, esta idea no está del todo clara, y muchas mujeres no la descubren nunca.

Para familiarizarse con los genitales bastará mirarlos con la ayuda de un espejo y ver cómo es la vulva, qué textura y grosor tienen los labios exteriores e interiores, de qué tamaño y forma es el clítoris y el capuchón que lo cubre, así como descubrir el color, tacto y temperatura de esa zona íntima. Algunas mujeres se excitan viéndola, lo que es completamente natural y placentero pero, sobre todo, conocerse a fondo es el primer paso hacia una sexualidad sana y gratificante.

LO FEMENINO COMO IDENTIDAD

Además de ser un poderoso reclamo erótico, el vello que recubre el monte de Venus y los labios mayores de la vulva tiene la función de proteger la delicada anatomía de los genitales femeninos. La piel de estos labios carnosos es similar a la de todo el cuerpo; miden unos 7 u 8 centímetros de longitud. Los labios menores son alargados —a veces muy pequeños, otras tan grandes que asoman por entre los exteriores— y su tejido es mucho más delicado y de un tenue color rosado. Son muy sensibles a la excitación manual, de ahí su importancia en la sexualidad. Estos labios menores convergen en el clítoris.

Los flujos lubricantes que segregan las glándulas de la zona genital femenina son los responsables de su olor característico que, con frecuencia, resulta de gran erotismo para el hombre; en cambio a muchas mujeres les provoca inseguridad por temor a que resulte desagradable. En su entrada, la vagina está cubierta por una fina membrana, el himen, que la cierra parcial o totalmente. La idea de que éste se conserva entero en las mujeres vírgenes, no es más que uno de tantos mitos populares. En realidad, el himen, que es muy elástico, se mantiene en algunas mujeres activas sexualmente mientras que a otras que nunca han practicado el coito se les puede romper de forma accidental, dada su fragilidad.

La idea de que el himen se conserva entero en las mujeres vírgenes no es más que uno de tantos mitos populares

La parte interior de la vagina tiene forma de canal y puede medir entre 9 y 12 centímetros de largo. Sus paredes se rozan, salvo al dilatarse durante el acto sexual. Es una zona húmeda, cálida y extraordinariamente flexible para permitir la penetración, o el momento del parto, ya que durante el mismo llega a distenderse hasta alcanzar casi 12 centímetros de diámetro.

Por estar oculto, se tiende a pensar que el aparato genital femenino es igual en todas las mujeres. Lo cierto es que éste es diferente en cada cuerpo, desde el color del vello del pubis hasta la forma de los labios y el clítoris, la profundidad y diámetro del canal vaginal, así como la pigmentación que le da el color a la piel de toda la vulva.

Otros órganos geniales internos son los ovarios, que producen óvulos durante la edad fértil y segregan las hormonas que confieren los aspectos propios de la femineidad. Por medio de las trompas de Falopio, éstos se conectan con el útero, donde se alojan y desarrollan los embriones fecundados. El cuello del útero puede palparse si se introducen los dedos hasta el fondo de la vagina, y también el pene de un hombre lo toca si es de la suficiente longitud o si el canal vaginal es corto.

EL CLÍTORIS

Un ligamento corto une el hueso pélvico con una protuberancia carnosa, que suele compararse con un pequeño pene, llamada clítoris, quedando éste casi escondido entre los labios menores de la vulva. La porción que permanece a la vista es el glande, de consistencia flexible y de color rosado. Por su vulnerabilidad está protegido por una membrana o capuchón que cumple funciones parecidas a las del prepucio.

El clítoris es una fuente inagotable de placer sexual para las mujeres.

Al igual que el falo, el clítoris tiene en su interior un tejido esponjoso y eréctil que se llena de sangre durante la excitación. Por eso aumenta de tamaño al ser estimulado y presiona la vagina durante el coito, favoreciendo que durante la penetración crezca la sensibilidad vaginal.

En cada mujer el clítoris tiene una forma y tamaño distintos. Durante mucho tiempo se consideró que la longitud de este órgano era de unos 3 centímetros, pero se ha descubierto que llega a medir hasta 10. Su función es dar placer sexual a la mujer y que ésta, a diferencia del hombre, pueda ser multiorgásmica.

Cuando una mujer disfruta con la estimulación del clítoris mantiene los ojos cerrados, la boca abierta, y su cuerpo se contrae en espasmos involuntarios, algunas también gimen. Pero si en algún momento se apartan significa que ya no disfrutan de la excitación y sus sensaciones son dolorosas o poco agradables

SU IMPORTANCIA EN LA SEXUALIDAD FEMENINA

El clítoris constituye una fuente inagotable de placer sexual para la mujer y resulta prácticamente imposible que alcance altos niveles de excitación o llegue al orgasmo si se deja de lado este punto erógeno. Es ella quien, de forma natural y desinhibido, debe comunicar al amante de qué modo disfruta más, ya que, por su delicadeza, una fricción demasiado ruda o los movimientos mecánicos en este punto, en lugar de excitaría, pueden terminar insensibilizando la zona. También es importante la lubricación —con saliva o con el propio jugo vaginal— antes de iniciar los roces para que la ola de gozo aumente.

En la mayoría de los casos, solamente excitando el clítoris, principal responsable del goce femenino, las mujeres alcanzan el clímax.

Si la mujer sabe guiar al amante enseñándole cómo logra mayor disfrute, mediante la estimulación manual u oral en el clítoris y la frecuencia Y velocidad con que desea recibirla, así como en qué postura es posible excitarle durante la penetración, el goce de ambos será más pleno.

CÓMO ESTIMULARLO PARA DESPERTAR EL PLACER

Toda mujer ansía que el acercamiento a su clítoris sea suave, yendo y viniendo por la vulva, Paseándose lenta y apasionadamente por la zona que lo rodea y que, poco a poco, el contacto se vaya intensificando para que el deseo crezca a medida que aumentan los estímulos.

En la mayoría de los casos, solamente excitando este sensible órgano, principal responsable del goce femenino, las mujeres alcanzan el clímax. Sin embargo, él puede hacer que el placer crezca aún más enervando al mismo tiempo los pezones, recorriendo acariciante los contornos del ano, introduciendo un dedo en la vagina, humedeciendo con saliva sus dedos para lubricar hasta los más recónditos pliegues de la vulva y el propio clítoris, así como otros puntos que hagan subir la temperatura y el deseo según lo requiera cada temperamento y cuerpo femeninos.

La estimulación del clítoris no tiene por qué tener como único objetivo que la mujer esté preparada para la penetración o que llegue al orgasmo, conviene tomarlo como uno más de los muchos juegos eróticos preliminares para enriquecer la sensualidad y aumentar la sensibilidad y la confianza entre los amantes.

Durante la penetración, para que el coito sea pleno para ambos, el clítoris debe continuar siendo excitado, al estar en contacto y frotarse contra el hueso pélvico o el pene, o si el hombre o ella misma lo acarician.

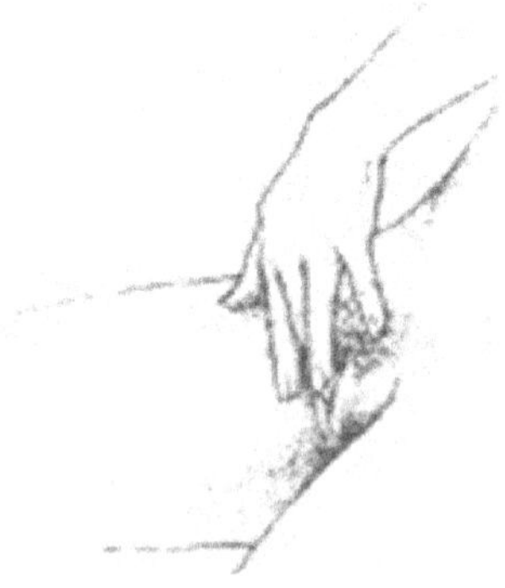

EXCITACIÓN

La respuesta al estímulo sexual comienza en la mente y se va trasladando a los sentidos, que dan claras señales a través de los cambios que se reflejan en el cuerpo. El ritmo de la respiración se acelera al igual que el pulso y los latidos del corazón, y la piel se enciende al activarse la circulación sanguínea. Desde ese instante, las respuestas fisiológicas son múltiples: los labios toman una coloración más subida, las pupilas se dilatan y los pezones se endurecen y se tensan; la piel se cubre de gotitas de sudor por el aumento de la temperatura corporal.

Poco a poco se va perdiendo el sentido de la realidad porque la mente está completamente concentrada en los estímulos sexuales que recibe. Aumenta la turgencia de los pechos y la mujer siente crecer el deseo a medida que los dedos rozan la vulva por encima de la ropa y los fluidos vaginales comienzan a humedecerla. Los labios menores y mayores de la vulva se hinchan y su tonalidad se vuelve más intensa. Más lento en reaccionar, el clítoris se endurece y crece a medida que aumenta la excitación. Los besos, chupeteos y mordiscos leves en los pezones transmiten sensaciones placenteras que van creciendo con las caricias directas en el clítoris con los dedos o la lengua.

Por más experiencia sexual que tenga un hombre, siempre hay algo que puede aprender sobre el arte de excitar a una mujer

Cada mujer tiene un perfil erótico que marca el tiempo de estímulo más o menos prolongado necesario para estar completamente excitada, desear la penetración o alcanzar el orgasmo; puesto que no hay reglas fijas, es el amante quien deberá ir descubriéndolo por sí mismo o guiado por ella.

EL ARTE DE EXCITAR A UNA MUJER

Por más experiencia sexual que tenga un hombre, siempre hay algo que puede aprender sobre cómo excitar a una mujer, ya que no todas reaccionan de la misma manera a los estímulos y tampoco es posible despertar su deseo repitiendo caricias que en ocasiones anteriores han sido placenteras. En cada nuevo encuentro, él debe aprender a leer las señales que emite el otro cuerpo.

La excitación no es sólo un proceso mecánico de estimulación de las zonas erógenas, sino que para ellas tiene mucha importancia la esfera emocional y el ambiente erótico en que se da la relación sexual. Aunque hay puntos recónditos especialmente sensibles a la sensualidad, que envían al cerebro las señales que Indican el deseo, las zonas erógenas primarias son las que estimulan la libido y están en los genitales. Al estallar las chispas del erotismo todo el cuerpo se vuelve receptivo.

Lo ideal es que ella diga abiertamente qué es lo que le da más placer, pero si no se atreve puede guiar la mano de él hacia la zona que desea que le estimule y que ambos disfruten de ello. El amante no es un adivino y la sexualidad femenina es intensamente compleja.

La lengua y las yemas de los dedos detectan el ardor que Invade las zonas de sensibilidad distinguiendo, como verdaderos censores, las reacciones que provocan y dan placer. Desde el clítoris el goce se extiende en olas concéntricas hasta el cerebro; si las caricias se reparten por todos los puntos álgidos, van despertando la alta sensibilidad femenina. Así sucede con el lóbulo de la oreja, el cuello, la nuca, el hueco de las axilas y los lados del cuerpo próximos al nacimiento de los senos, al igual que el ombligo, Ya que todos ellos son precisamente los centros que más rápido responden a la estimulación.

El suave contacto con el interior de los brazos y muslos, coxis, caderas y nalgas también desata sensaciones y cosquilleos sumamente placenteros. El roce en la piel de la cara posterior de las rodillas que desciende hacia las piernas y los pies hacen que la mujer se estremezca y enerve por el deseo que la invade.

LOS JUEGOS PRELIMINARES

Ella no considera los juegos previos como una mera preparación para el acto sexual, sino como el momento erótico que la introduce gradualmente en el disfrute de las sensaciones. Tanto si la mujer ya siente deseo como si se trata de provocarlo, el juego erótico de acariciar, besar y lamer el cuerpo es muy sugerente y agrega morbo a la sexualidad si se vive en plenitud, sin prisas y deteniéndose en cada detalle y en cada punto que pueda dar placer.

A ella le gusta que él le diga cuánto le desea y cómo se excita al verla y descubrirla, mientras la desviste lenta y sensualmente.

A ella le gusta que él le diga cuánto la desea y cómo se excita al verla y descubrirla, mientras la desviste lenta y sensualmente, o tomar una actitud insinuante desvistiéndose ella misma poco a poco. Los sentidos se le encienden cuando él le roza los senos o el pubis a través del tejido y entonces ansía exponer su piel desnuda a un contacto más directo e intenso. Él lo advierte porque su aliento se vuelve más rápido y comienza a moverse con voluptuosidad buscando su cuerpo. Ése es el momento en que lentamente empieza a desabrochar los botones y quitarle algunas prendas; a medio vestir introduce ya su lengua por entre la ropa sobre la piel.

Los sentidos se encienden cuando él le roza los senos o el pubis a través del tejido de la ropa.

El acto de desvestir sensualmente a la mujer no es excitante sólo las primeras veces sino siempre, sobre todo si en cada encuentro se despliega mayor fantasía y se da rienda suelta a la imaginación. Además, muchas de ellas prefieren tener una relación sexual semivestidas o con la bombacha puesta, secretos que él irá conociendo si está atento a sus reacciones.

Los juegos preliminares no tienen límites ni pueden ser planeados de antemano. Algunas veces son tan excitantes que durante la estimulación previa la mujer puede llegar al orgasmo o situarse en el punto en que desea ardientemente la penetración.

La mano recorre el interior del sostén y uno de sus dedos se desliza por el borde de la

bombacha en su recorrido por el cuerpo, haciendo que sus pezones se endurezcan y que la vulva y la vagina se humedezcan.

EL ORGASMO

Cada instante de la excitación incrementa la temperatura y el deseo por llegar a la máxima sensación de placer. Antes de alcanzarla se produce el clímax, un momento álgido que nace de la necesidad de satisfacer el cuerpo y liberarlo de la tensión haciendo estallar el goce.

Hay tres tipos de orgasmo femenino. El «resolutorio»: clímax intenso que libera tras la fase de deseo y excitación; «de meseta o de cresta de la ola»: es menos fuerte que el anterior pero se prolonga por más tiempo en oleadas sucesivas de placer; el «secuencial o múltiple»: son varios orgasmos sucesivos.

Las areolas se dilatan, aumenta el tamaño de los pechos todavía más, los músculos vaginales se hacen elásticos y se abren para recibir el pene. Al mismo tiempo, los labios menores crecen hasta desbordar los mayores mientras la pasión sigue en aumento. Un instante antes del orgasmo, el clítoris endurecido se retrae, la vagina se estrecha y late abrazando el falo durante el coito y la zona anal también se contrae espasmódicamente.

Un instante antes del orgasmo, el clítoris endurecido se retrae, la vagina se estrecha y late abrazando el falo

Por la ardiente temperatura de la piel, en algunas mujeres aparecen manchas de rubor en los pechos, la espalda, el cuello y la cara, los músculos se tensan al extremo, la respiración se agita y los latidos del corazón se aceleran por la presión de la sangre y es entonces cuando todo su cuerpo se estremece en un vibrante orgasmo.

El punto máximo de goce sexual es como un estallido que produce violentas contracciones incontroladas y en algunas mujeres tiene tanta fuerza que incluso pueden perder la conciencia momentáneamente. Cuantos más espasmos se producen, más intenso y prolongado es el placer.

Desde el clítoris —que es el punto en que nace el orgasmo— se irradia una sensación que se va trasladando a la vulva y a la vagina, en una ardiente oleada de calor que comienza en la zona pélvica y puede extenderse a todo el cuerpo.

La capacidad multiorgásmica es una condición exclusiva de la sexualidad femenina.

EL ORGASMO MÚLTIPLE

Cuando en un breve lapso de tiempo una mujer tiene una serie de orgasmos que se producen uno detrás de otro, se dice que es multiorgásmica. Es una condición exclusiva de la sexualidad femenina. En efecto, el hombre, después de llegar al clímax, entra en un período refractario y en una fase de relajación de la que ha de recuperarse para volver a sentirse excitado. Sin embargo, ella, por sus diferencias hormonales y fisiológicas, no lo necesita. Por eso, siempre que se la siga excitando cuando ya ha tenido su primer orgasmo, se sucederán otros más.

Si está pendiente del momento en que ella alcanza el clímax, el amante puede potenciar el orgasmo múltiple, manteniendo y aumentando la estimulación sin detenerse. Una vez que se ha conseguido el primer orgasmo múltiple, lo que no siempre sucede desde el inicio de la vida sexual, se puede volver a tenerlos. De este modo, la capacidad orgásmica de una mujer no tiene límites, salvo cuando su cuerpo demanda descanso y su energía se agota porque el placer la ha dejado exhausta.

Hay mujeres que nunca experimentan el orgasmo múltiple, pero esto no significa que su sexualidad esté limitada, ya que pueden gozar igualmente mucho del orgasmo que alcancen. Plantearse metas en una relación sexual es la manera más eficaz de anular la libido.

EL PLACER VAGINAL

Aunque las mujeres tienen sensibilidad en la vagina, el centro de su excitación y placer se localiza sobre todo en el clítoris y en otros puntos erógenos de su cuerpo. Sin embargo, con frecuencia se ha insistido en establecer una división entre orgasmo clitórico y vaginal, creando un mito y generando ideas falsas acerca de la sexualidad femenina que, en muchas ocasiones, pueden provocar que ellas se sientan limitadas o llevarlas a creer que son raras. Si no tienen orgasmos vaginales.

Se ha insistido en hacer una división entre orgasmo clitórico y vaginal, creando un mito y generando ideas falsas acerca de la sexualidad femenina.

Lo cierto es que el deseo y la pasión que se despiertan en la mujer estimulada se transmiten a toda la zona de la vulva, y el contacto durante la penetración es grato por la intimidad que supone, aunque al frotar el pene las paredes de la vagina la mujer no tenga una sensación directa de placer, ya que es una zona pobre en terminaciones nerviosas.

En el aumento de la sensualidad de la vagina interviene el músculo PC o pubococcígeo. Éste se encuentra en la base pelviana y se extiende desde el pubis hasta el coxis. Si se adquiere la costumbre de contraerlo y relajarlo varias veces al día, se fortalece y la vagina se vuelve más elástica. Asimismo, al tensar voluntariamente los músculos de la pared vaginal, se conseguirá abrazar el pene con más fuerza, lo que provocará mayor placer en los genitales femeninos y masculinos.

Algunos especialistas sostienen que el orgasmo femenino tarda más en llegar que el del hombre, pero esto no es siempre así. En cambio, todos coinciden en que es mucho más rico en sensaciones.

En realidad el ansia que se genera en el clítoris asciende hacia la vagina y ésta gana en sensibilidad sexual, por eso, en cuanto se tiene un orgasmo clitoriano, se extiende esa sensación de placer a la vagina penetrada.

LA EYACULACIÓN FEMENINA

Cuando están excitadas, todas las mujeres producen un fluido, en mayor o menor cantidad, porque los vasos sanguíneos se dilatan y presionan las paredes de la vagina. Este líquido sirve para lubricarlas y facilita la penetración, creando la humedad y el ambiente propicios para el disfrute durante la relación sexual.

Según algunos especialistas hay también mujeres que al estimularles el punto G eliminan a través de la uretra —durante el orgasmo— un líquido semejante al semen, que puede ser tan abundante que resulta preciso recogerlo para no empapar las sábanas. Pero, teniendo en cuenta que no siempre es posible localizar este punto, la gran mayoría de ellas nunca eyacula.

CLAVES PARA SER UN MEJOR AMANTE

Un buen amante es aquel que se dispone entusiasmado a darle placer y que disfruta sintiendo cómo crece el deseo en ella. Está atento a sus reacciones, sin dar por supuesto que lo que la ha hecho gozar antes a ella o a otra mujer es una especie de receta universal que siempre va a ser excitante. En líneas generales, es el que se muestra sensible para saber cómo desea ser estimulada cada mujer en particular.

Si bien hay respuestas claras de deseo con el contacto directo en los puntos eróticos, la psicología femenina puede sentir rechazo cuando las caricias son mecánicas, o si perciben la prisa del amante por erotizarlas y acelerar el momento de la penetración, ya que esta sensación las lleva a pensar que él sólo desea estimularlas en busca de su propio placer.

La mujer tiene más desarrollado el sentimiento de correspondencia erótica, por eso sabe que el placer no depende de la capacidad sensual de uno solo de los amantes, sino de ambos.

Al ser más flexibles que los hombres, se lanzan con naturalidad a nuevos juegos y fantasías, por eso cuando son ellas las que lo están estimulando aprenden con rapidez a satisfacerlo; pero esperan y necesitan que él haga lo mismo. El amante ideal es el que es capaz de advertir los sutiles cambios en el estado de ánimo femenino.

Hay mujeres que escogen cuidadosamente la ropa interior como un reclamo más de seducción y se frustran si él no lo nota, puesto que para ella en un encuentro sexual son tan importantes los pequeños detalles como los grandes gestos.

Su morbo se despierta ante situaciones que escapan a la rutina, como si se las acaricia cuando aún están vestidas o a medio desvestir, en lugares distintos al dormitorio, momentos que les recuerden sus primeros escarceos sexuales o cuando los amantes corran el riesgo de ser sorprendidos. También se disparan sus fantasías si las caricias no son las previsibles y se evitan los roces mecánicos en los senos o en la vulva.

Este modo sensible de aproximación hace que ella desee intensamente la estimulación de los puntos erógenos y comience a anhelar el contacto.

Una de las actitudes que la mujer valora y que hace crecer sus ansias sexuales es que, a medida que aumenta su deseo y su excitación, él le haga sentir que también goza, prolongando el estímulo para que ella disfrute. En ciertos hombres se nota la impaciencia, o parecen aburrirse, si la mujer es lenta en excitarse, actuando como si fueran espectadores a la espera de que se inicie la penetración y esto puede hacer que la libido de la mujer se retraiga.

No obstante, lo más importante que un buen amante debe saber es acaso que la mujer es distinta en su sexualidad, más compleja y mucho más sutil.

APRENDER A TOCAR Y TOCARSE

Tocarse o tocar al amante por el simple placer de hacerlo, sentir su reacción y percibir el tacto de una piel más firme, elástica o tierna, despierta percepciones que mueven a la ternura, perturban o excitan. Pero sobre todo, tocar es el goce intenso de conocerse y conocer al otro sin tener como objetivo preciso el coito o el orgasmo.

El gran secreto es convertir los toques en un propósito en sí mismos, un juego creativo, libre y sin reglas, en el que todo vale, no hay zonas permitidas o prohibidas. La flexibilidad y desinhibición que esto procura es difícil de equiparar a cualquier otra forma de conocimiento. Es el más puro disfrute que complace a la sensibilidad y al excitable territorio de la piel.

EL ROL ACTIVO Y EL PASIVO

El placer de ser tocado no es menor que el que se siente acariciando al amante. Por eso, el intercambio dúctil y natural de los roles aporta un cariz lúdico al erotismo. Resulta intensamente sensual asumir, aunque sea por unos momentos, una actitud activa buscando estimular al otro, que se entrega al placer de la caricia disfrutando gozoso de la situación. Asimismo, la actitud inversa es igual de excitante. De esta manera, no estar pendiente ni ser rutinario en el rol que se asume permite que cada encuentro entre amantes contenga una expectativa subliminal.

Ella entrelaza los brazos en torno al cuello o la cintura de él, le sostiene las caderas estando de pie y frente a frente, jugando un rol activo y transmitiendo su necesidad de sentirlo muy cerca, lo mismo que al estar estrechamente abrazada, atrapada y protegida por él en un papel pasivo, percibe también sensaciones estimulantes.

Aunque se suele identificar el rol activo con la masculinidad, lo cierto es que esto depende del perfil psicológico de cada persona, sea hombre o mujer. Por ello es importante dejarse llevar por la espontaneidad sin falsos pudores.

AUTOACARICIARSE

A la mujer, por más liberada que sea, le resulta difícil dejar de asociar las caricias en su propio cuerpo con la masturbación; asimismo le cuesta mucho hacerlo delante del amante. Acariciarse por puro placer es el primer paso para descubrir nuevas sensaciones y en cada centímetro del propio cuerpo.

Al comienzo, las autocaricias deben ser suaves y lentas. Los brazos o las piernas son un buen punto de partida. La piel irá respondiendo a los toques expresando, a su manera, cuándo necesita que varíe el ritmo o la intensidad. Entonces se experimentan y alternan distintos tipos de roce: con la mano abierta, con las yemas de los dedos, con mayor profundidad, como si se dieran pequeños golpecitos, con los nudillos, el dorso de las manos, con las uñas o recorriéndole con tejidos de diversas texturas tales como plumas, terciopelos y sedas.

> **Preocuparse por** la perfección a menudo limita el placer que se siente, ante la posibilidad de sentir rechazo por parte de él. En realidad, el hombre no da demasiada importancia a esta cuestión, sino que su sexualidad despierta ante todo un conjunto de factores.

DESPERTAR LAS SENSACIONES

Una vez que se inicia el juego de las caricias, éstas van combinándose, se encadenan y responden al ritmo que fluye libremente.

Él va a tocar los senos o la espalda, pero roza el cuello por azar y eso cambia el recorrido previsto, oye un murmullo de placer que lo enciende y siente la promesa de goce que ofrece ese punto a sus manos, sus labios y su lengua; a ella, ese excitante contacto la incita a responder acariciando el cuerpo de él o estrechándolo para sentirlo más cerca.

Él la besa suave y cariñosamente, sólo quiere confortarla pero ella lo incita besándolo, mordiendo y chupeteando su boca; una vez disparado el instinto no resiste y desciende por el cuerpo excitado hacia puntos más vulnerables que esperan sus toques con profunda ansiedad.

La imaginación es una buena aliada para transmitir caricias a ciertas partes del cuerpo poco corrientes, que en el contacto sensual ofrecen desconocidos placeres. Sentir la firmeza de una rodilla entre las ingles acariciando el suave interior de los muslos, las tetillas de él deslizándose por el vientre o la espalda femenina, la mano que, sin acariciar, encierra el pubis y la vulva entera en una apretada y caliente envoltura íntima, son algunas sugerencias para no caer en la repetición.

El verdadero despertar que se consigue al tocar y tocarse es una de las mesetas del goce, un punto en el camino del placer.

SER ACARICIADA DE FRENTE Y DE ESPALDAS

A veces, las caricias se inician con ropa de la que, poco a poco, uno se va despojando. La desnudez comunica entre la piel de uno y otro un contacto no sólo sensual sino también de una gran emotividad.

> La desnudez comunica entre la piel de los amantes un contacto no sólo sensual sino también de una gran emotividad.

Algunas partes del cuerpo femenino son grandes olvidadas, generalmente por las posturas que se adoptan. Es el caso de la espalda que, por las múltiples terminaciones nerviosas que la recorren por el centro y a lo largo de la columna vertebral, al ser tocada, responde vivamente.

Ella está tumbada boca abajo y su espalda está a la vista; él se la acaricia alternando los toques, primero la recorre con las palmas de las manos, luego la roza con los nudillos, intercala golpecitos, besa y lame entre los omóplatos, en el centro, hasta llegar al borde de la cintura, sin avanzar en principio más allá; ella se mueve sensualmente, se siente relajada y estimulada al mismo tiempo.

> Las sensaciones más excitantes se despiertan cuando una caricia o toque casual encuentra un punto exacto de sensibilidad que permanecía oculto y que, una vez estimulado, proporciona una sorpresa y un placer inesperado.

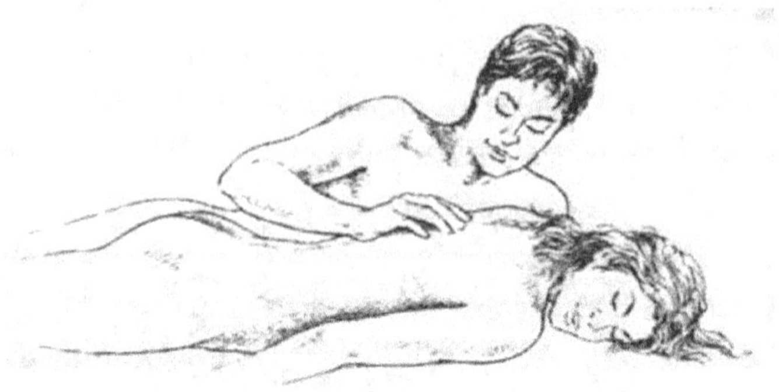

Él continúa tocando en sentido descendente; palpa las nalgas y recorre su contorno con un dedo sin imprimir a la caricia pasión, como si dibujara su forma, llega hasta las piernas, pasa con levedad las yemas de sus dedos por el interior suave de los muslos y alcanza las pantorrillas, que acaricia, y luego toma uno a uno los sensibles dedos de los pies y los besa cálidamente.

Si ella parece complacida y él nota su cuerpo relajado, la incorpora suavemente hasta que quede sentada y, situándose por detrás, le acaricia los senos, iniciando el toque suave y muy lento al principio sin buscar directamente los pezones; sus movimientos son envolventes y giratorios, o simplemente sostiene los senos entre las palmas de las manos.

Después de una prolongada e intensa sesión de caricias de él, ella desea participar autoacariciándose o devolviéndole las caricias.

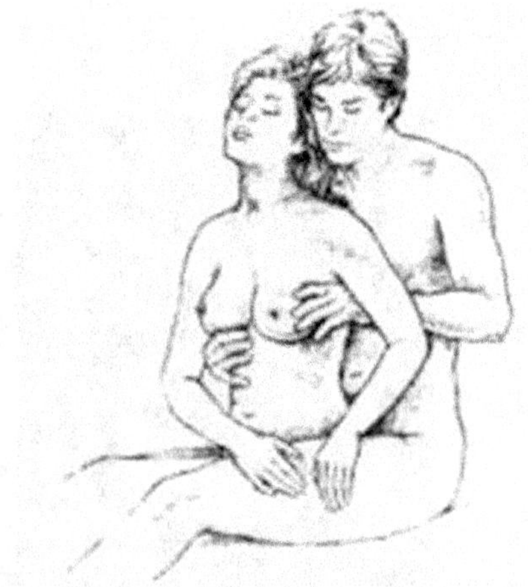

MASTURBACIÓN

Cuando se deja fluir con naturalidad la fantasía al calor de las manos recorriendo el cuerpo en busca de sensaciones que llevan a satisfacer el deseo, se comprende por qué ninguna mujer debería renunciar a masturbarse; no sólo por lo que supone de autoconocimiento sino también porque estimula y ahonda en gran medida el disfrute. En ese sentido, reconocidos profesionales del campo de la medicina y la psicología recomiendan el autoerotismo como una de las formas más auténticas y maduras de la sexualidad.

El autoerotismo despierta a edades muy tempranas y se manifiesta en la adolescencia como una intensa tendencia voluptuosa, llevando a experimentar con el propio cuerpo hasta conocer los ocultos resortes de sensualidad que éste encierra.

Si la autoestimulación se reduce a una simple descarga sexual a solas se empobrece la sexualidad, ya que masturbarse siempre es placentero y no sólo como sustituto del amante, sino que también es una experiencia íntima que relaja tensiones, evita el estrés y contribuye a la serenidad y el equilibrio personales; asimismo enseña y prepara sensualmente para guiar al amante por la ruta del placer a través del propio cuerpo, complementando los juegos eróticos entre dos.

> **Si la autoestimulación se reduce a una simple descarga sexual a solas se empobrece la sexualidad.**

CÓMO DISFRUTARLA AL MÁXIMO

Un inquietante cosquilleo que recorre la piel en sensuales ondas concéntricas que no se localizan en ninguna zona del cuerpo en especial le indica a ella la presencia del deseo. Puede haberlo provocado una presencia o un recuerdo, el roce casual de la suave ropa interior o una canción sentimental, pero sea cual sea el motivo, la fantasía comienza a volar y da paso al anhelo por hallar un espacio íntimo para autosatisfacerse.

A partir de ese momento, las manos vuelan enredándose en el vello púbico, demorándose en los pezones, recorriendo la tierna línea que divide en dos las nalgas para alcanzar el rosado anillo del ano, y cada roce es aún más excitante y va despertando mil sensaciones al mismo tiempo. Desde el centro del cuerpo asciende un calor que por momentos gana en intensidad, los poros de la piel se abren soltando una fina capa de humedad, y de la vulva comienza a fluir un líquido que la lubrica ayudando a deslizar las caricias.

Aumenta la tensión en todo el cuerpo, los muslos poco a poco crece la ansiedad y, como sucede en toda práctica sexual, no existe una técnica única para autoestimularse, sino muchas, que cada mujer descubre por sí misma y que va alternando o cambiando a medida que se conoce mejor.

Es muy placentero masturbarse sentada justo al borde de una superficie con las piernas abiertas, lo que permite acariciar el clítoris con una mano y con la otra tocar los senos, percepción que se intensifica contrayendo el músculo PC y dejando por unos instantes el clítoris palpitante para recorrer toda la vulva y notar las sensaciones que se producen en la vagina.

Ella también goza mucho si se recuesta boca arriba sobre la cama, coloca una almohada entre las piernas o las cierra estrechamente sobre la caricia de la mano como si apresara los muslos de un hombre; en esta posición todo su cuerpo se mueve sensualmente buscando el roce, contra las sábanas o gira hasta quedar tendida boca abajo y apoyando la vulva sobre el dorso de la mano o el antebrazo estimula con movimientos rítmicos el clítoris tenso por la excitación y con los dedos de la otra mano, humedecidos en saliva, unta sus pezones hasta que llega al orgasmo con la respiración anhelante pero plenamente satisfecha y relajada.

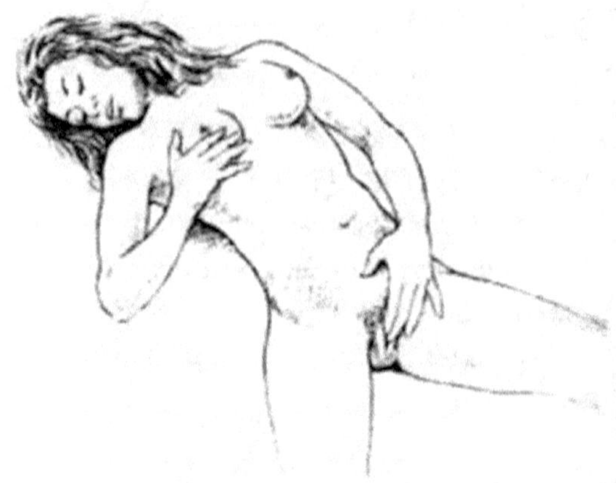

EN SOLEDAD

La imaginación de ella es el máximo acicate para estimular su libido, lo que convierte la masturbación en solitario en una de las vivencias sensuales más apasionantes. Nada le impide fantasear que quien está recorriendo su cuerpo y electrizándolo son las manos del hombre que la excita. Visualiza sus más ardientes sueños mientras se acaricia, desata su excitación y habla, gime o grita de placer y hasta consigue hacer realidad en su mente ese deseo oculto o prohibido, como por ejemplo la experiencia sexual con más de un hombre o con un desconocido, ser tomada con violencia o imaginar lugares arriesgados donde disfrutar del sexo con el peligro de ser sorprendidos, y mil cosas más. Ella manda y decide en la sexualidad a solas, es su propia guía, su objeto de deseo y su fuente de autosatisfacción.

> **Nada le impide fantasear que quien está recorriendo su cuerpo y electrizándolo son las manos del hombre que la excita.**

> **Nada le impide fantasear que quien está recorriendo su cuerpo y electrizándolo son las manos del hombre que la excita.**

Llevada por la sensualidad, disfruta de los juguetes sexuales con forma de pene —los consoladores— los introduce en la vagina mientras imagina que él golpea su pelvis como a ella le gusta, mientras se frota el clítoris jadeando estremecida de anhelo. Imágenes llenas de hedonismo se suceden en su mente cuando un vibrador le estimula el ano o la vagina hasta que alcanza el clítoris tenso y su cuerpo se mueve sinuoso con intensa voluptuosidad.

Así estimulada pronto llega al umbral del placer con los ojos dilatadamente abiertos o los párpados cerrados con firmeza, la respiración rápida, el corazón latiendo apresurado y toda la piel al rojo vivo hasta que llega al placentero orgasmo.

EN PAREJA

La masturbación entre amantes no es sólo uno más de los juegos previos a la penetración, sino uno de los que más intenso placer provocan y probablemente el que mejor contribuye al autoconocimiento.

Cuando ella está muy excitada, comienza a desear que él se acerque a los puntos erógenos clave y lo insinúa de mil maneras o lo verbaliza directamente, incluso estando aún vestida. La mano de él repta por debajo de la ropa buscando el pubis que abre la puerta al centro del goce que ambos ansían; entre el vello húmedo por el deseo recorre con un dedo los pliegues de la vulva, traza un recorrido tenso y caliente por los labios mayores y por fin encuentra el clítoris que late ansioso esperando el contacto. Su cuerpo se mueve para indicarle lo que más la excita, deseando que la caricia rote, gire, suba y baje buscando otros centros álgidos, mientras la lengua lame los senos que ella ofrece anhelante.

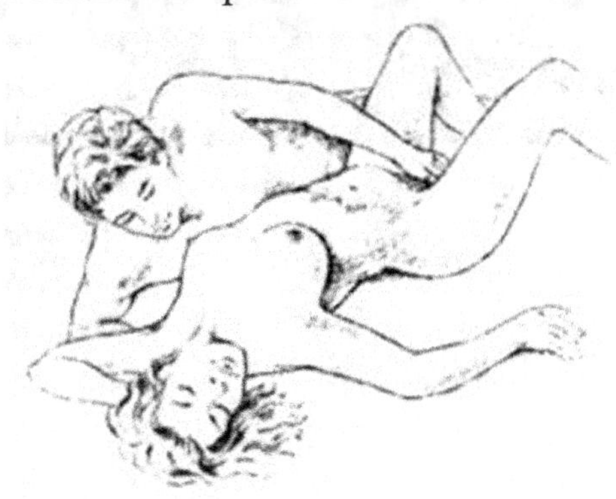

Cuando él sigue masturbándola, ella contrae el músculo PC y siente un placer intenso que se extiende por la vagina hasta llevarla al clímax, y si en ese punto él la penetra, su orgasmo se multiplicará convirtiéndose en varios que, encadenados, se transportan en ondas sensuales por, todo el cuerpo, saciando el deseo.

MOVIMIENTOS Y RITMO

Las diferencias entre la sexualidad femenina y masculina también son notables en la forma en que prefieren ser masturbados. Hasta que no está lo suficientemente excitada, la brusquedad o velocidad intensa que suele preferir el hombre, a ella llega a veces a causarle dolor o a insensibilizarla.

Él va reconociendo el grado de anhelo al notar cómo el cuerpo de ella se contorsiona y abandona a sus caricias, la vulva comienza a encenderse y dilatarse al contacto con sus dedos y un fuerte rubor se extiende por el rostro y el escote. Los toques suaves y superficiales al principio van revelando cómo aumenta el deseo al tiempo que brotan los fluidos vaginales que lo acompañan. Es el momento en que crece la cadencia del ritmo de sus roces, mueve los dedos más rápidamente hasta sentirlos empapados, mientras el pecho de ella sube y baja agitadamente. Excitado también, busca los senos con su boca o sus manos, sin dejar de masturbarla, apoyando el pene erecto entre los labios mayores para seguir acariciándola, lo que da un intenso placer a ambos, que llegan al orgasmo, incluso sin que se produzca penetración.

SEXO ORAL

Entre los mayores placeres que es posible darle a una mujer, se encuentra sin duda el de besarle la vulva con la lengua y los labios, estimulando especialmente el clítoris, que se estremece con esta caricia húmeda y caliente.

La lengua es un órgano táctil sumamente sensible que percibe la respuesta sexual de ella y de la misma manera que recorre la piel estando blanda y relajada como si la rozara tiernamente, puede hacerse más rígida y, usando la punta tensa, aumentar el ritmo o la intensidad del contacto.

Casi todas las mujeres alcanzan el clímax si se les lame el clítoris, el perineo, la entrada de la vagina y del ano. Aunque el máximo placer se centra en el clítoris, desde este punto erógeno la sensación de goce puede transmitiese a otras zonas del cuerpo, si ella respira profundamente al ritmo de la estimulación de la lengua de él y a la vez contrae el músculo PC.

La extrema sensibilidad femenina —siempre alerta— advierte con prontitud si él la acaricia mecánicamente, lo que inevitablemente hace decrecer su excitación; como en cualquier práctica sexual es importante que ambos gocen sensualmente.

> **Casi todas las mujeres alcanzan el clímax si se les lame el clítoris, el perineo, la entrada de la vagina y del ano.**

LA MEJOR MANERA DE REALIZARLO

Si actúa con sabiduría sexual el amante puede despertar el morbo de ella prometiendo y a la vez demorando el contacto que anhela sin ir directamente alpunto de máxima excitación. La aproximación al sexo oral es un arte refinado que debe desarrollarse paso a paso, iniciándolo como una lenta danza que irá cobrando velocidad hasta volverse vertiginosa, haciendo que los cuerpos restallen de placer.

Él la besa profundamente en la boca, juega a estirar los labios y con su lengua cosquilleo el interior; después comienza a dibujar el mapa de su cuerpo; lo hace sin prisa deteniéndose en los senos, rozando y humedeciendo al pasar los pezones antes de lamer arriba y abajo la línea imaginaria que los separa siguiendo el esternón. Con la misma enervante lentitud, va bajando hacia el ombligo, por cuyo contorno e interior pasea ávido; las manos, que han ido siguiendo el recorrido por los costados del cuerpo de ella, comienzan a estrecharle las caderas para acompañar el goce del que pronto ella disfrutará plenamente.

Ahora ya está cerca la descarga de alto voltaje porque él está usando su lengua para contornear el pubis, que muerde con suavidad antes de internarse entre los pliegues que lo esperan anhelantes a ambos lados de los labios mayores, sorbe con avidez el tierno interior de los muslos, se introduce entre las nalgas y con la punta de la lengua toca levemente los orificios que encuentra a su paso hasta llegar a los labios menores, donde se demora en una caricia que los recorre una y otra vez.

Se intensifica su libido, la temperatura del cuerpo aumenta, alza el pubis, con las piernas abiertas, levanta también las nalgas para que él las sostenga y acaricie, facilitándole el contacto con el clítoris, que no puede esperar más, firme y tenso por la excitación.

Ella levanta las nalgas para que él las sostenga y acaricie, facilitándole el contacto con el clítoris, que no puede esperar más, firme y tenso por la excitación.

La vulva está abierta como una campana cuyo badajo él hace tintinear de placer, lamiendo y mordisqueando con cuidado infinito, moviéndolo hacia ambos lados, llevándolo arriba y abajo hasta sentir que se acerca un trepidante y arrollador terremoto que la conmueve hasta las entrañas. Entonces la sujeta firmemente para que en los espasmos que se sucedan durante el clímax ella no se aleje ni por un instante del centro de su goce y lo disfrute con máxima Intensidad hasta el final.

DIFERENTES POSTURAS

Son muchas las maneras de disfrutar del cunnilingus y cada pareja debe aprender a hallar la que le resulte más cómoda y aquella que le permita sentir más placer. Las posiciones en que ella está tumbada con las piernas abiertas, de modo que su vulva quede bien expuesta al contacto con la lengua acariciante de él, son las más adoptadas, pero no son las únicas.

Es muy placentera también la postura en que un almohadón sirve para elevarle las nalgas y que él abra las piernas de ella, a la vez que sus pies se apoyan en sus hombros.

Hay parejas que prefieren practicar el sexo oral permaneciendo la mujer de pie y él arrodillado para lamer la vulva o, sobre la cama, estando él tumbado y ella de cuclillas con el pubis a la altura de su boca.

Sin embargo, acaso una de las posiciones que más se suele asociar al sexo oral es la denominada popularmente «el 69», en que ambos amantes se estimulan a la vez.

La mayoría lo practica acostándose hombre y mujer uno al lado del otro con las cabezas dirigidas en sentido contrario, de modo que los genitales de ambos queden a la altura de sus respectivas bocas.

Una variante de esta postura es que uno de ellos —generalmente el hombre, que tiene más peso— esté tendido boca arriba y encima se coloque, de forma opuesta, la mujer mirando hacia abajo.

Al practicar la felación y el cunnilingus al mismo tiempo debe tenerse cierta precaución cuando se acerca el clímax, ya que a veces en el momento del orgasmo ella puede descontrolarse y hacerle daño en el pene con los dientes.

EL COITO

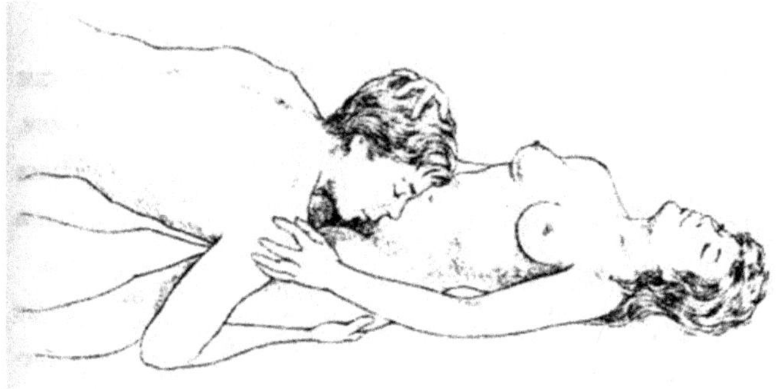

Este punto del viaje sexual, que para él representa la ansiada meta de la penetración, es para la mujer una más de las múltiples etapas del erotismo, por lo que la vive de forma diferente. Sólo si está intensamente excitada por los estímulos y caricias previamente comparados, la desea y disfruta con ella.

Ella está muy encendida al notar que él ha alcanzado el punto máximo de erección, lo que hace subir aún más su libido, la vagina se Inunda con los jugos que surgen desde lo más profundo y le indican que todo su cuerpo está dispuesto a recibirlo para llegar juntos al éxtasis. El glande tenso se adelanta buscando la humedad de esa caverna en la que el pene desea amarse entero y ser abrazado con ardor. Ese primer Instante de la penetración es de una sensualidad mágica, un encuentro único en que se acoplan las paredes de la vagina a la forma y tamaño de él como si un guante lo cubriera para abrigarlo y acariciarlo al mismo tiempo. El falo embiste con furia salvaje o penetra con cautela tanteando y jugando en ese espacio que lo reclama vibrando acompasadamente al ritmo de los latidos del pene y comienza uno de los momentos eróticos en el que más imaginación pueden liberar los amantes para disfrutarlo.

El falo embiste con furia salvaje o penetra con cautela tanteando y jugando en es espacio que lo reclama vibrando acompasadamente al ritmo de los la[ ]dos del pene.

Ella, despojada de inhibiciones, dirige la acción; su cuerpo se mueve eligiendo la cadencia y la fuerza que desea de cada embestida, exige mayor rapidez, desea más lentitud, quiere que él juegue profundamente dentro de ella o que se aleje como si la abandonara y vuelva a entrar con más fuerza; este ritmo va renovando su deseo y haciendo crecer su ansia sin límite. Entonces, rendida y sudorosa, con el corazón desbocado, los músculos tensos y el cuerpo febril, comienza a imprimir una cadencia acompasado, cada vez más veloz, que ya no se detendrá hasta que él se derrame entero y ella toque una vez más el techo de su placer.

Según la postura elegida para el coito, se obtienen sensaciones diferentes; para que la mujer disfrute al máximo y se cree el morbo que intensifica el deseo, uno de los dos debe estimular el clítoris mientras se produce la cópula. También es de lo más excitante dejar por unos momentos el falo en reposo y que éste crezca al calor de los vibrantes latidos de la vagina, para incrementar la pasión.

A diferencia de lo que muchos amantes suponen, no es esencial que el estallido del orgasmo se produzca al mismo tiempo; no cabe duda que es placentero que él retarde la eyaculación para esperarla si su ritmo es más lento, pero la mujer disfruta igualmente si llega al clímax antes o después.

Si la mujer no consigue tener orgasmos durante un período prolongado de su vida sexual activa y, por

vergüenza o deseos de complacer, no lo confiesa optando por fingirlos, no sólo limita las posibilidades del amante que puede ayudarla a llegar al clímax, sino que se impide a sí misma acceder al placer supremo de la sexualidad completa.

Uno de los momentos de mayor intimidad y, para ella, de Intensa emotividad durante el coito, es el «después», cuando ambos, agotados pero plenos, siguen estrechamente abrazados sin desear desprenderse y el pene va reduciendo su tamaño en el interior de la vagina.

OTRAS FORMAS DE PLACER

Todo lo que resulte novedoso en el arte de la sexualidad es bien recibido por la mujer. Ella desea ser asombrada, y su emotividad se ve estimulada hacia la sensualidad cuando se añaden juegos y fantasías inéditos a las relaciones eróticas. Entonces es capaz de desplegar una amplia gama de recursos dictados por el placer de los sentidos, que incorporan ternura y ardor renovados a los encuentros amorosos.

La rutina y la monotonía son los grandes enemigos a combatir por los amantes, así como las actitudes rígidas y apegadas a viejos patrones; si se introduce humor, imaginación y sentido lúdico, la pasión permanece encendida y siempre brotan de ella nuevas, chispas que encienden los cuerpos y provocan más deseo.

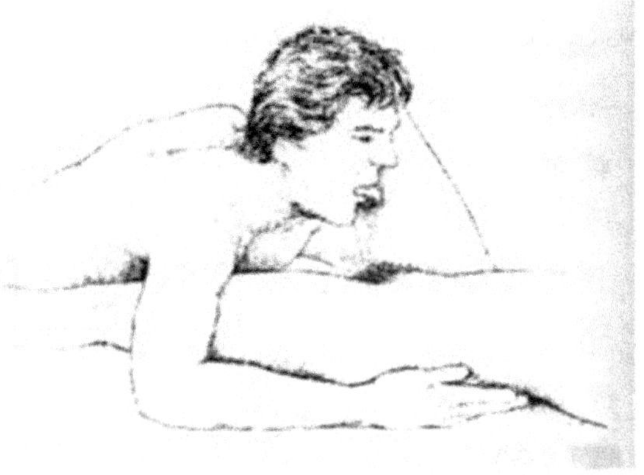

A diferencia del hombre, ella no sólo se excita con la vista o el tacto, sino que sus cinco sentidos están alerta y dispuestos para entrar en acción y vibrar de gozo en los brazos de quien es capaz de incitada y acompañarla en esa ruta reveladora de nuevas sensaciones íntimas. Por este camino, profundizando en la sensibilidad femenina, él hallará a una compañera siempre dispuesta a ampliar las situaciones excitantes para llegar juntos hasta la frontera del placer.

POTENCIAR LA SENSUALIDAD

El beso es uno de los estímulos que más erotizan la piel de todo el cuerpo y, sobre todo, la boca y otras zonas erógenas femeninas. Besar bien es un arte con el que se despierta la sensualidad; saber recorrer los labios de ella con los propios, lamiéndolos, sorbiéndolos con suavidad, mordisqueándolos hasta notar cómo se inflaman para introducirse luego en el interior de la boca y recorrerla apasionadamente tocando con la lengua el paladar, las encías y dibujando el contorno de los dientes.

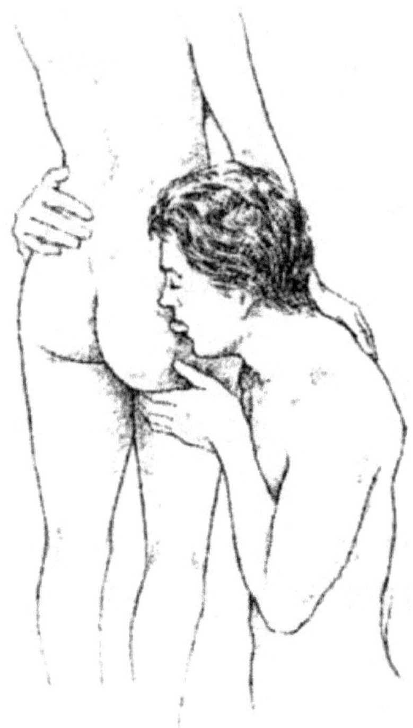

Lamerle todo el cuerpo es un placer que a ella la estremece de gozo, sobre todo al cambiar los roces y la tensión de la lengua, alternando leves mordiscos y besos con los labios juntos; el anhelo crece si al mismo tiempo sus manos se mueven acariciando con las palmas y el dorso, cachetean con los nudillos y arañan tenues la piel de otros puntos excitabas. Estos contactos hacen brotar el deseo y la respuesta sexual no tarda en hacerse presente en la humedad de la vulva y la erección de los pezones y el clítoris.

La idea femenina de la relación sexual es un todo completo y complejo que no aísla una etapa del placer de la siguiente ni considera una más importante que otra; no hay para ella un objetivo esencial como puede ser para él la penetración, aunque ésta también le resulte placentera.

Se inflama de ansia al ser besada, lamida o arañada en toda la extensión de su piel, que es enteramente territorio erótico privilegiado y el centro de su goce —el clítoris y la vegina— se derrama en oleadas calientes hacia todos los puntos cardinales de su cuerpo.

LAS FANTASÍAS SEXUALES

Las mujeres que saben proyectar sin miedo ni vergüenza sus ensoñaciones eróticas crean un rico mundo que intensifica en gran medida el goce sexual. Sin embargo, hay quienes se reprimen porque piensan que no es adecuado o que se trata de algo censurable, mientras que si se permiten estimular las fantasías cuando aparecen, se adentran en ellas y las hacen realidad con él, no pondrán barreras al placer.

El recuerdo de un amante anterior, el rostro de un actor de cine en cuyos brazos se desearía estar o imaginar un paraje de la naturaleza donde desnudarse y gozar sexualmente son algunas de las fantasías más comunes. También es frecuente inventar, guiadas por la curiosidad o el ansia de novedad, posturas o caricias nunca experimentadas, deseos de dominar o ser sometida; sentirse vulgar o parte de un harén, cambiar de pareja o disfrutar del sexo con más de un hombre a la vez o con alguien del mismo sexo.

La fantasía erótica de gozar con desconocidos es una de las más incitantes y ambos pueden vivirla con ardor. Ella está de pie en la oscuridad, sólo viste una falda larga y amplia y él se introduce por debajo entre sus piernas y la estimula con las manos o la lengua hasta hacerla gritar de placer.

Las fantasías son saludables e incrementan la sexualidad creando un espacio inagotable. Comunicarlas verbalmente para realizarlas a dúo o conservarlas en secreto para disfrutarlas como complemento de la relación erótica, constituye una elección personal.

Ella está encima de él, literalmente cabalga sobre su cuerpo, cierra los ojos y se deja llevar por la película que pasa por su mente: es Lady Godiva montando con los senos al aire un potro blanco, su piel es acariciada por un sol ardiente. De pronto, unos fuertes brazos la ciñen por la cintura y la depositen sobre la hierba y un desconocido rudo y salvaje la penetra una y otra vez golpeando su pubis, mientras su boca le lame con fruición los pezones y desliza sus dedos por detrás buscando el recóndito anillo del ano.

Para ser por una noche la favorita del sultán, sólo es preciso perfumar el ambiente con incienso, iluminarlo con velas rojas que apenas permitan entrever en la oscuridad la piel brillante del sudor del amante que la toma de la mano, eligiéndola entre muchas para encenderla de placer. Luego, él retira una tras otra las prendas que cubren su intimidad como si fueran velos y ella inicia una danza que lo electriza con los sinuosos movimientos de su vientre, con el balanceo sensual de los pechos que Invitan hasta que se lancen uno en brazos del otro para vivir juntos el fin de esta apasionante fantasía oriental.

EL JUEGO DE LOS ROLES

Crear una relación sexual como si fuera un escenario e interpretar diversos papeles es una manera de reinventar el placer. Invitar con la mirada sin decir una palabra, incitar con el cuerpo adoptando una postura especial o sencillamente ignorar al otro, actuando como si se estuviera a solas, provoca reacciones apasionadas.

> **El amante sensible** es aquel que es capaz de leer entre líneas la sugerencia su❑l de ella para acompañar o incluso transformar la fantasía la relación sexual.

Ella se recuesta lánguidamente como si deseara dormir, sus ojos están cerrados y no lo mira ni lo busca, pero algo en su cuerpo parece desmentirlo, un muslo está encogido y deja ver el vello del pubis, la otra pierna está tensa como si esperara. Súbitamente él se acerca y percibe el perfume que surge desde el pubis, y no puede resistir la tentación de hundir su rostro entre la suavidad de sus muslos y lamerla hasta que ella abandone su lasitud y despierten todos sus instintos eróticos con la caricia.

EL BAÑO COMPARTIDO

Bajo el agua, todo se desliza naturalmente, la piel brilla y es fácil acariciar con la espuma, jugar a hacer burbujas, provocar con el roce, acariciar con la esponja como sin querer, y alejarse. El agua se desliza por su piel, él envuelve su cuerpo tibio y perfumado con los brazos, pero ella le da la espalda y todo indica que se resiste, no quiere más placer que la ducha compartida, no necesita nada más. Sin embargo, él va a Intentar seducirla con la fuerza de su excitación. Arrodillándose, besa el hueco de su ombligo y baja lentamente por el vientre de ella lamiéndola con pasión, hasta que la siente entregada y perdida en la ardiente marea del deseo que ha despertado.

SUEÑOS ERÓTICOS

Del mismo modo que en las horas de vigilia aparecen fantasías sexuales, durante el sueño, el mundo del inconsciente sigue activo y recrea escenas de erotismo. En ocasiones, éstas son una continuación enriquecida de una realidad que se ha vivido, pero pueden ser totalmente nuevas, porque proceden de deseos ocultos en lo más profundo de la mente.

Las imágenes sensuales de los sueños tienen protagonistas conocidos o desconocidos, son verosímiles o increíbles, lo que a veces sorprende a la mujer o incluso la turba por el cariz audaz que presentan, pero como contienen tantos símbolos complejos y de difícil lectura, rara vez se hace posible extraer conclusiones ciertas acerca de su significado.

Lo más habitual es que, en sueños, se expresen ideas o deseos reprimidos, ya sea por convenciones sociales o prejuicios, miedos o tabúes. En este aspecto suele soñarse con relaciones múltiples, infidelidades, homosexualidad y temas similares, que pueden ser fantasmas de la mujer que, en realidad, no se permite confesarse a sí misma. Sin embargo, no hay que dejarse llevar por la culpa o la contradicción que introducen las imágenes oníricas, sino tratar de incorporarías a la conciencia de manera natural. Si algo de lo que se recuerda al despertar puede llevarse a la realidad y contribuye al placer, es positivo aprovecharlo para enriquecer el erotismo, al igual que se hace con las fantasías, pero si genera ansiedad o dudas, basta con no darle importancia puesto que su significado no siempre responde a deseos inconfesables.

ESTIMULACIÓN Y COITO ANAL

El ano es el último punto íntimo en el que los amantes suelen aventurarse, en muchos casos porque la mujer se resiste a ser acariciada y penetrada analmente, producto de los prejuicios que nuestra cultura ha arrojado durante siglos sobre esta práctica, tildándola de antinatural. No obstante, por la sensibilidad de la zona y sus múltiples terminaciones nerviosas, es uno de los placeres más intensos de la sexualidad.

> **La penetración anal es uno de los placeres más intensos de la sexualidad.**

Él anhela penetrarla de este modo en una ceremonia que representa intimidad y entrega de la mujer y sabe cuánto puede gozar, pero debe hacerlo con la debida delicadeza y cuando ella se encuentre realmente preparada para recibirlo. Por ello, y como parte de las caricias y besos para estimularla, las nalgas y los glúteos deben tener protagonismo, así ella irá descubriendo lo excitante de esta zona erógena.

Él estimula el clítoris con sus manos y su lengua notando cómo aumenta su deseo, moja un dedo en los jugos vaginales y realiza un trayecto de ida y vuelta recorriendo el perineo hasta el ano, que se va lubricando; la vuelve de espaldas y, mientras sigue estimulando con sus dedos el clítoris, comienza a lamer en círculos de arriba abajo, primero las nalgas y luego las paredes interiores hasta sentirlas relajadas; ése es el momento de apoyar la punta de la lengua en el ano y comenzar a moverla rotando, impulsándola hacia adentro y tanteando también delicadamente con un dedo el comienzo del estrecho canal.

Lamer o acariciar con la lengua el ano como incitante caricia preliminar a su penetración o como parte del sexo oral, se conoce popularmente como el beso negro. Es uno de los placeres sensuales más profundos que ella

puede sentir y, una vez experimentado, no querrá renunciar al mismo.

Sin dejar de excitar el clítoris y la vagina, una mano sube hasta los senos para pellizcar los pezones y añadir fuego al ya intenso placer de ella y la otra mano dirige con suavidad el glande para introducirlo, aunque sólo en una pequeña parte, en el orificio del ano. Si halla resistencia en este punto, él puede aumentar la lubricación con saliva o vaselina que, junto a la fuerte excitación que ella siente, relaja y facilita la penetración.

El pene se mantiene quieto y expectante, familiarizándose con esa caliente cavidad que late y lo oprime estrechamente reflejando cuánto goza; luego, poco a poco, se interna despacio pero pronto comienza a embestir, primero con delicadeza, y a medida que el canal se adapta al tamaño de su miembro erecto y los espasmos de ella indican el disfrute que la hace vibrar entera, la fricción se va haciendo más rítmica y profunda.

> **Una vez que** se ha penetrado manualmente o con el pene el conducto anal, no se debe hacerlo por la vagina, ya que existe peligro de infección, mientras que, a la inversa, esto no sucede.

Ella está perdida en su placer, una fina capa de humedad se extiende por todo su cuerpo, nunca había imaginado que podía ser tan estimulada y en tantos puntos a la vez: sus senos palpitantes desbordan las manos de él, su clítoris erecto electriza los dedos que lo acarician, el ano y la vagina tiemblan al unísono en contracciones que la transportan a un sinfín de sensaciones inéditas hasta que, trémula de pasión, se libera en un clímax trepidante.

Si la mujer es especialmente estrecha o el tronco del pene muy ancho, la caricia con los dedos en el ano, al mismo tiempo que es muy estimulante, la prepara para la penetración. También es eficaz si ella tarda en relajarse, ya que con uno de sus dedos él consigue poco a poco dar elasticidad a los músculos para recibir el pene, al mismo tiempo que contribuye a que ella aprenda a disfrutar de este coito tan placentero.

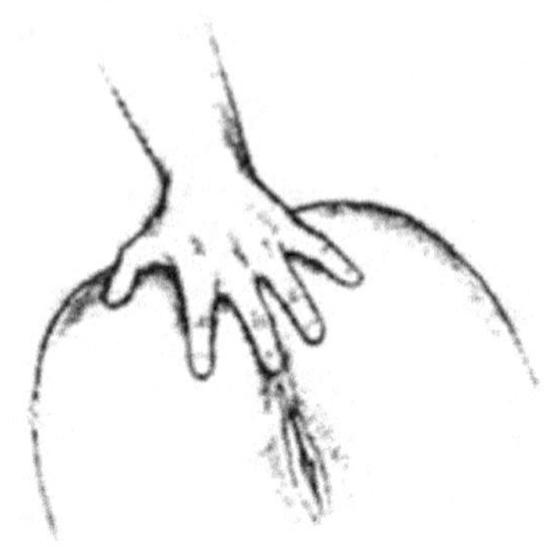

MASAJES ERÓTICOS

Para que una relación sexual sea realmente satisfactoria, uno de los sentidos a cultivar es el tacto. El masaje tiene un efecto general reparador, libera de tensiones y relaja, disponiendo el cuerpo para disfrutar del erotismo a la vez que despierta los focos de sensualidad que provocan la excitación.

Sentir su cuerpo masajeado le genera sensaciones tan estimulantes como los besos, las caricias y otros juegos preliminares despertando las hormonas sexuales que la preparan para disfrutar del coito.

> **En el rostro se localizan algunos puntos álgidos, como el nacimiento del cabello o las sienes.**

A través de esta aproximación, ambos amantes aprenden a internarse en un universo de intensa sensualidad: ella, descubriendo puntos erógenos desconocidos que la transportan hacia el placer y él, conociendo en profundidad cómo desea ella que se provoque la respuesta sexual de sus sentidos.

LAS ZONAS MÁS SENSUALES

En el cuerpo femenino, cada centímetro de piel es sensible y su reacción el masaje erótico es intensa, aunque hay determinados centros que tienen una mayor carga excitante y no sólo corresponden a las zonas erógenas.

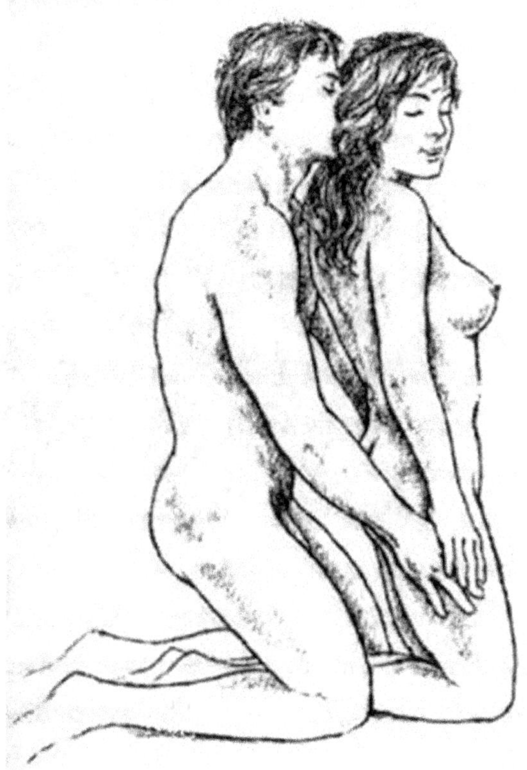

En el rostro se localizan algunos puntos álgidos, como el nacimiento del cabello o las sienes que, si se recorren con las yemas de los dedos realizando movimientos rotatorios, así como tocando con éstas levemente el contorno de los labios, cuello, orejas y nuca, también despiertan intensas sensaciones.

Tumbada sobre la espalda en una superficie blanda, su cuerpo desnudo está en contacto con el amante que se sienta a su lado y recorre masajeándola toda la superficie de su cuerpo evitando las zonas erógenas, con un lento y sensual toque de las palmas de las manos, el dorso o los nudillos, fraccionando suavemente el vientre, los muslos y las pantorrillas para, al final, recorrer con dulzura cada uno de sus dedos y las plantas de los pies.

Luego la incorpora hasta colocarla de rodillas, situándose él por detrás de su cuerpo para explorar la nuca y continuar masajeando entre los omóplatos, la columna vertebral, la cintura, y regodearse en las nalgas y en los muslos. El amante que se concentre atentamente en la respuesta que ella emite, también irá acrecentando su propia excitación, que lo llevará a masajear cada vez con mayor carga erótica.

La mayoría de las mujeres, al recibir masajes, descubren zonas que envían cargas estimulantes a los centros de placer y que nunca habían siquiera sospechado que existían en su cuerpo. Una vez que se han disfrutado estos contactos intensamente estremecedores, ninguno de los amantes querrá renunciar a ellos.

> **El amante que se concentre atentamente en la respuesta que ella emite, también irá acrecentando su propia excitación.**

CÓMO REALIZARLOS

Para gozar plenamente del masaje erótico conviene crear un escenario íntimo de ambiente sereno, con una iluminación tenue y, si ella lo desea, perfumado con una esencia que le agrade.

Las manos que masajean deben estar calientes y, si es posible, untadas con un aceite o crema lubricante para que se deslicen mejor.

> **Las manos que masajean deben estar calientes y, si es posible, untadas con un aceite o crema lubricante para que se deslicen mejor.**

Para obtener y proporcionar el máximo placer es mejor alternar las técnicas de masaje adecuados para cada punto del cuerpo. En la espalda, de la cintura hacia arriba, las manos se colocan a ambos lados y fraccionan suavemente arriba y abajo, Incidiendo los pulgares con más fuerza cuando se acercan a la columna vertebral; en las zonas de músculos hay que masajear como si se amasara, alternando con las manos hacia abajo y levemente levantadas por el centro, dando suaves golpecitos con acción de ventosa; luego, girarlas para presionar con los nudillos, lo que estimula mucho los hombros.

En la parte delantera se fricciona rápidamente la zona del esternón, lo que es sumamente excitante; después se pasa al vientre haciendo movimientos ondulatorios con las palmas de las manos, y desde ese punto se desciende hasta los muslos para masajearlos por su cara exterior con firmeza y suavidad, con el dorso por la cara interior; por último, se toman entre las manos abiertas ambas pantorrillas como si se quisiera dibujar su contorno hasta los tobillos, subiendo luego con el mismo tipo de masaje hacia las rodillas.

> **Para obtener y proporcionar el máximo placer es mejor alternar las técnicas de masaje adecuados para cada punto del cuerpo.**

En este punto, ella deseará que el contacto se traslade a las zonas erógenas — senos, pubis y vulva—. Puede que lo verbalice o que él lo note por su agitada respiración y el aumento de la temperatura corporal, entonces él calmará el deseo con caricias más sensuales hasta que ella alcance un orgasmo y busque prolongar el placer.

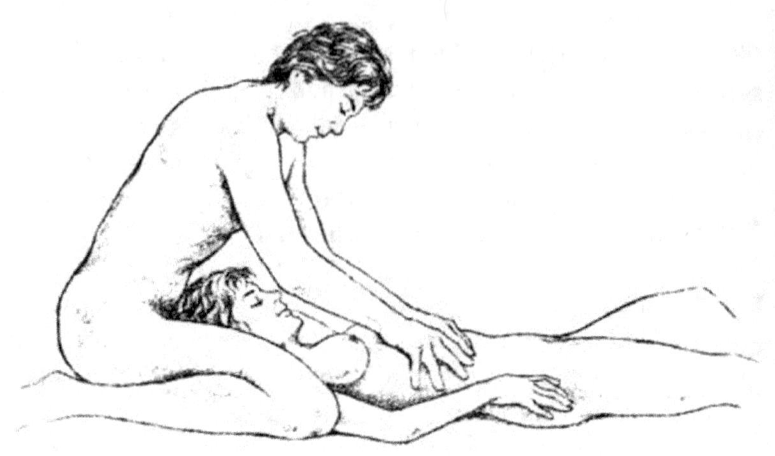

POSTURAS, PLACER INFINITO

A fin de romper con la monotonía, desde siempre, las parejas han puesto en práctica infinidad de posturas para hacer el amor. Esta búsqueda, sin embargo, debe estar motivada por el propio deseo, por la necesidad de encontrar nuevas formas de placer compartido y no como una práctica gimnástica o reto. La intención es descubrir sensaciones escogiendo libremente prolongar o aumentar el goce. Las posturas no son fórmulas cerradas. Por el contrario, cada pareja debe adaptarlas a sus gustos, modificándolas o recreándoles si con ello se logra darle al acto sexual un nuevo incentivo.

Todas las posiciones que permiten, durante el coito y la penetración, que el clítoris sea estimulado por fricción del hueso púbico del hombre o por la excitación manual de él o de ella misma, facilitan el orgasmo de la mujer. Las que se describen a continuación han sido escogidas teniendo en cuenta la sensualidad femenina y, por supuesto, además de ser placenteras para ambos, son altamente eróticas. De todos modos se han distinguido con una estrella (*) aquellas con las que ella más disfruta.

ARDIENTE ESCLAVITUD (*)

Movido por el deseo, él toma un suave pañuelo de seda y lo anuda atándole las manos a los barrotes de la cabecera de la cama. Luego se sitúa encima de ella que, echada de espaldas, deja ver sus senos. Él los lame con pasión, la mujer entreabre las piernas con las rodillas elevadas y expone a las manos del hombre la vulva húmeda y el clítoris anhelante que él estimula con sus dedos, haciendo que ella disfrute intensamente. Aumenta febril la temperatura de la piel, los labios se entreabren trémulos, las pupilas se dilatan y el jadeo se hace gemido o grito irreprimible. Cuando el deseo no puede esperar más y ambos ya están decididamente encaramados en la ladera del placer, él la penetra sin dejar de acariciarla y lamerla hasta que los sexos de ambos se derraman en un orgasmo de fuerza incontenible.

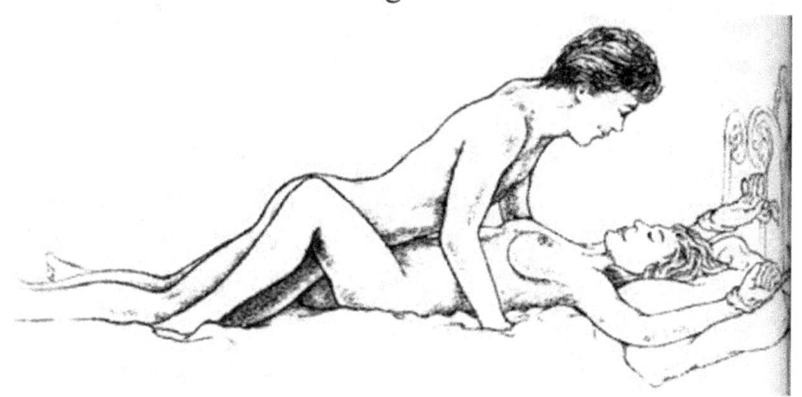

CADENCIA ÍNTIMA

Recostada sobre su espalda, descansa la cabeza en el brazo de él, que besa apasionadamente su cuello mientras roza con sus dedos un pezón; ella levanta la pierna izquierda y la pasa por encima del muslo del hombre para que la penetre de lado; al hacerlo, su clítoris queda expuesto de modo que puede autoestimularse. También él puede hacerlo alternándolo con caricias en los senos y el vientre. Esta postura produce un intenso placer porque ella puede acompañar los empujes profundos de él con movimientos leves de las nalgas contra el pene masculino, por lo que los roces en la vagina son más completos.

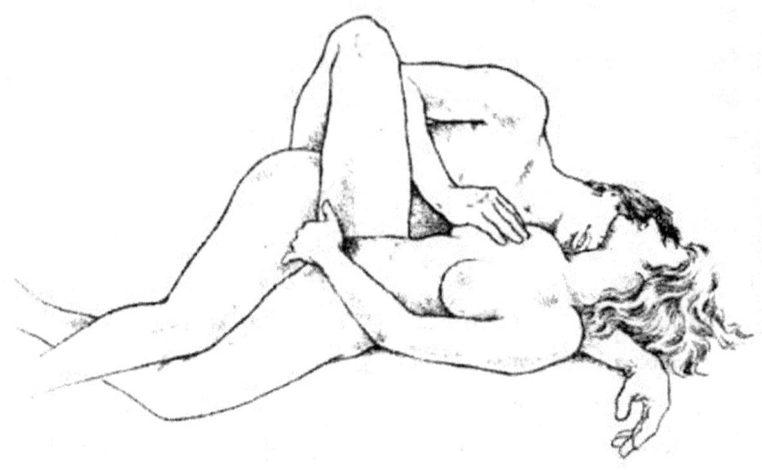

ARDOR A DÚO

Se dispone a disfrutar de pleno tendida de espaldas, sensualmente eleva una de sus piernas y la flexiona apoyándola sobre el pecho de él, incitándolo a que la penetre mientras tiene acceso al centro álgido del goce. Él se sitúa de lado y estimula el clítoris teniendo también su seno al alcance de la boca; la mano de la mujer asciende por el vientre hacia los pezones, luego se detiene en el ombligo con suaves caricias y poco a poco baja hasta apoyarse sobre la del hombre y guiarlo en el ritmo de la estimulación. En el frenesí del deseo roza morbosamente los testículos y el ano. Esta postura permite que el pene entre de manera profunda en la vagina con empujes de ritmo lento, muy satisfactorios, sobre todo para la mujer.

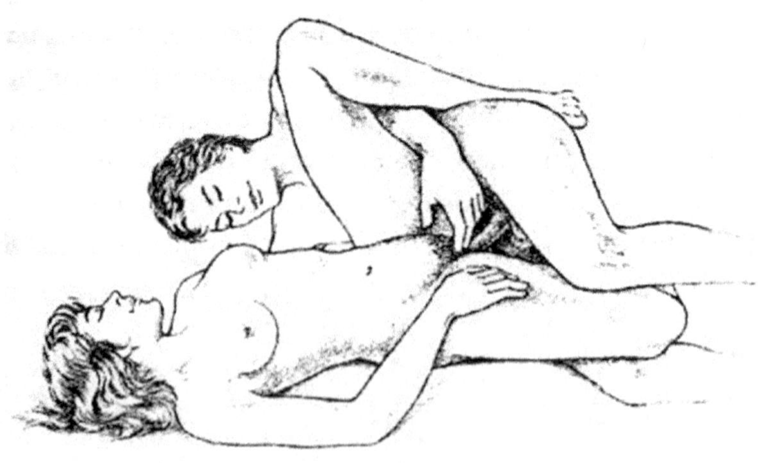

LADO A LADO

Ambos están de lado y frente a frente con todo su cuerpo en contacto y el pene en el Interior de la vagina; una pierna de él se entrecruza con las de ella, una de sus manos la toma por la cintura y al crecer la excitación le acaricia la nuca, la espalda y las nalgas; con el otro brazo se sujeta su cabeza mientras la besa apasionadamente en el cuello, las orejas y la boca. La estrecha Intimidad de esta postura es muy placentera y el estímulo de la penetración se hace lento y excitante pudiendo por momentos el pene salir y acariciar el clítoris y la vulva. Cuando el frenesí llega a su punto máximo los juegos de penetración se hacen más intensos y el ritmo se acelera rozándose el clítoris contra el pubis hasta que ambos lleguen al clímax.

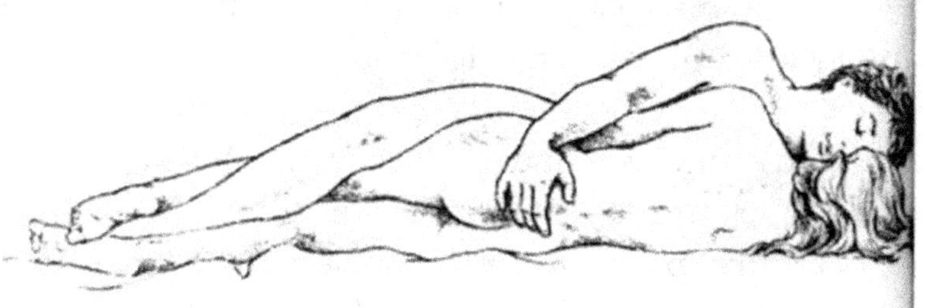

DANZA ERÓTICA

Ella está sentada sobre la pelvis del hombre con las piernas hacia atrás; él flexiona las rodillas al sentir las provocadoras nalgas femeninas contra sus muslos y responde levantando los brazos para estimular sus senos. Ardiente, ella busca la penetración deslizando su vulva hasta encontrar y abrazar con la vagina el pene erecto; apoyándose en las palmas de las manos elevará y hará descender su cuerpo marcando el ritmo de esta danza sexual en la que alterna ondulantes movimientos giratorios de las caderas con otros de vaivén. La caricia vaginal es intensa y la presión sobre el clítoris muy leve, lo que hace crecer el anhelo por satisfacerse con un orgasmo poderoso.

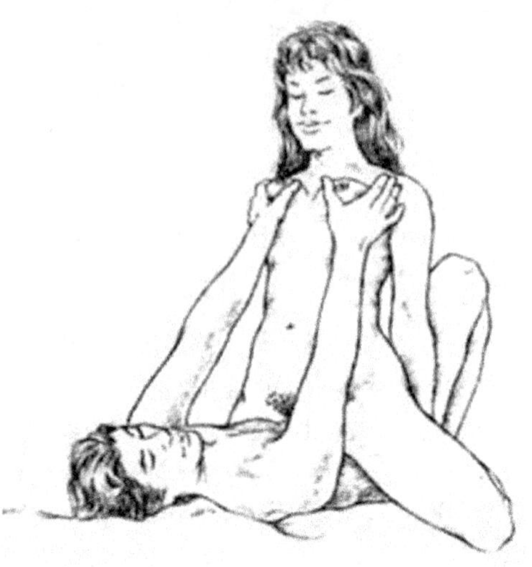

RITMO ESTIMULANTE

Se ha dejado caer de espaldas en la cama, exhausta por la fuerza de su deseo; uno de sus brazos está echado hacia atrás completamente laxo, el otro roza el muslo de él, que se inclina sobre su cuerpo situándose entre sus piernas mientras sostiene las nalgas para mecerla, más tarde, al ritmo de la penetración. Completamente entregada ella separa y eleva las piernas flexionando las rodillas para abrazarlo por la cintura; la vulva también se abre jugosa por los fluidos que la inundan. Durante el coito, cuando ambos alcancen un ritmo vibrante y el clítoris se vaya erotizando cada vez más al contacto con la pelvis masculina, ella puede acariciárselo para aumentar el goce sintiendo como él besa su boca profundamente o lame sus senos, hasta que una ola de placer inunde los cuerpos por completo.

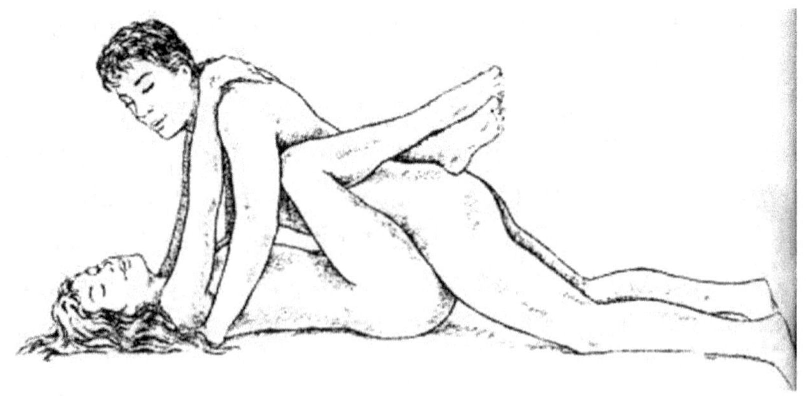

TRIPLE PLACER (*)

Apoyada sobre las palmas de las manos y en las rodillas, con el rostro hacia abajo, eleva las nalgas y entreabre sus piernas para recibirlo desde atrás. Él se arrodilla y su excitación va en aumento al contemplar sus nalgas hasta que al final la penetra. El deseo de ella crece incontenible a cada empuje del pene en el interior de su vagina, gime por la excitación y su piel es invadida por un leve sudor; le susurra íntimamente y hace crecer el goce de ella inclinándose para lamer su espalda y estimulando con sus manos los senos o pasando una de ellas por delante del muslo y alcanzando el clítoris en un roce apasionado de sus dedos. Esta caricia, realizada con la misma cadencia de las acometidas del pene, le dan placer vaginal y clitoriano al mismo tiempo, que se extiende hacia la zona anal, estallando tras liberar toda la energía contenida.

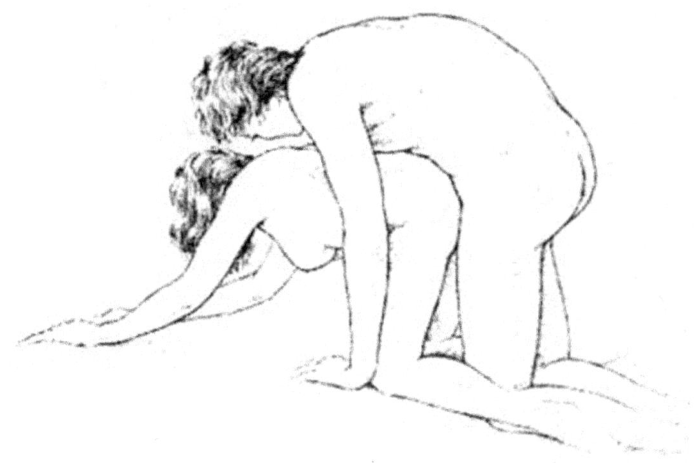

FUROR SENSUAL

Está recostada sobre la cadera izquierda y él se sitúa por detrás en cruz por el interior de las piernas, sosteniéndole los hombros mientras ella lo sujeta por los pies; por la postura, los cuerpos están estrechamente unidos a la vez que mantienen un sensual equilibrio.

Con los ojos cerrados, sus cuerpos se acercan y alejan en una cadencia apasionada y tensa que aumenta apremiada por el deseo; el pubis de ella se frota contra los muslos de él, a cada embate del pene; a la vez siente como las manos masculinas se crispan en su espalda y eso la lleva a recorrer las pantorrillas del hombre más suave o más intensamente con las uñas, para expresarle todo su ardor, a medida que se acerca el clímax.

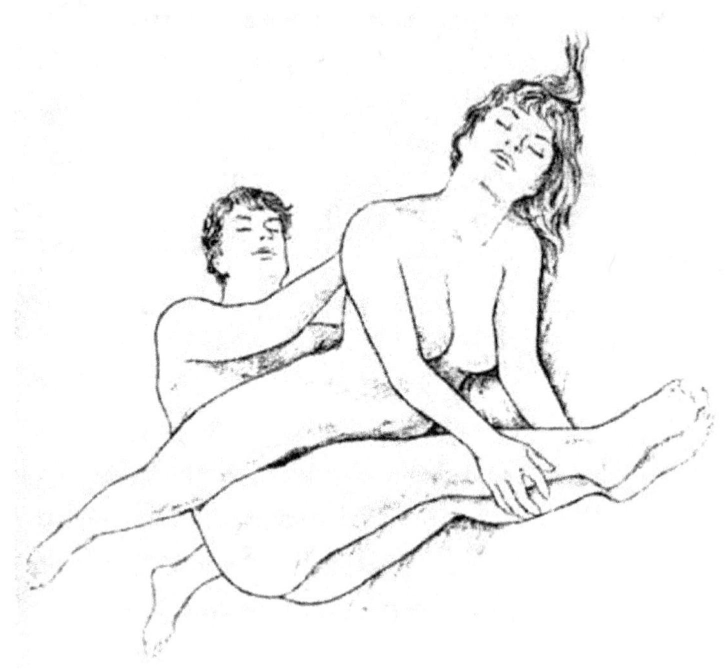

SERENO EROTISMO

Ambos están sentados, él sobre una mullida alfombra y ella encima de sus muslos, con las piernas por detrás de la cintura masculina, pasando un brazo por encima de sus hombros y los pies firmemente apoyados. En esta posición de estrecho contacto pueden besarse con ardor en la boca, friccionar los senos contra las tetillas y él además acariciarle sensualmente las nalgas y separarlas para producirle sensaciones muy placenteras en el perineo y el ano. Ella tensa y destensa los músculos de las piernas moviéndose en un vaivén atrás y adelante sobre el pene; esta postura es diferente de otras con la mujer encima, porque no hay una gran libertad de movimientos, lo que añade morbo a la situación.

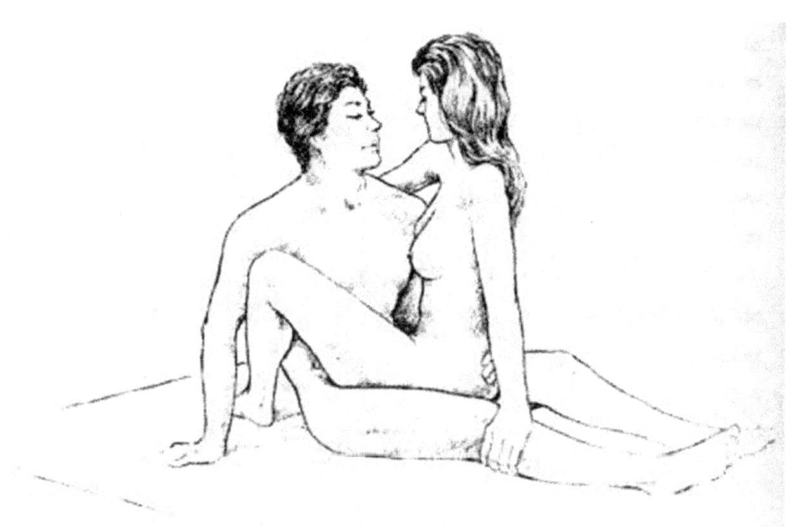

OLA SALVAJE

Recostada boca arriba, intensamente excitada por las caricias previas, abre y eleva las piernas flexionadas, para invitar a su compañero a penetrarla. Él se tiende encima y ella abraza su cintura con ambas piernas, de manera que su vulva húmeda y el clítoris reciban una fuerte estimulación mientras lo sujeta con los brazos por los hombros; la pelvis masculina permanece en alto y él se sostiene en equilibrio sobre las palmas de las manos y las rodillas. Esta postura permite movimientos de penetración rotativos y ondulantes en el interior de la vagina, con el pene al mismo tiempo que con el pubis roza las zonas erógenas de la mujer. Poco a poco los cuerpos irán excitándose cada vez con más intensidad y ella se sumará al ritmo trepidante de él, subiendo y bajando las nalgas hasta que alcancen la cima del orgasmo y, saciados, llegue el momento del ansiado reposo.

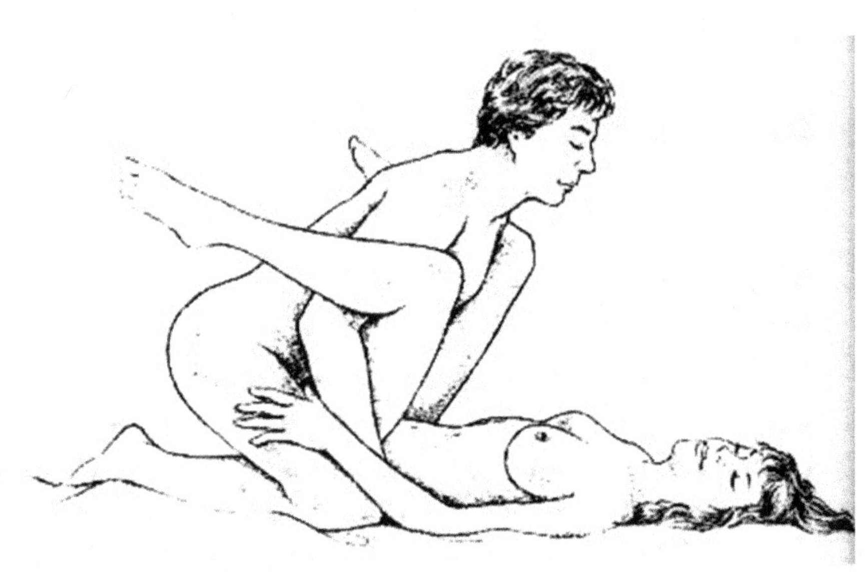

ABRAZO TOTAL

Apoyada sobre los codos sobre una superficie, mantiene el cuerpo elevado y ofrece las nalgas a la vista del hombre; él la abraza totalmente desde atrás, siguiendo la línea de la figura femenina; el pene penetra en la vagina o en el ano, el pubis queda pegado a su piel y su pecho contra la arqueada espalda. Mientras apoya un brazo, con el otro la abraza hasta alcanzar sensualmente sus senos y se desliza con suavidad por el vientre para enredarse en el vello del pubis y luego estimular el clítoris. Primero la penetra lentamente, entrando y saliendo hasta dejar tan sólo el glande en su interior, para al final embestiría con toda la potencia de su ardor, mientras ella sigue el vaivén con la totalidad de su cuerpo.

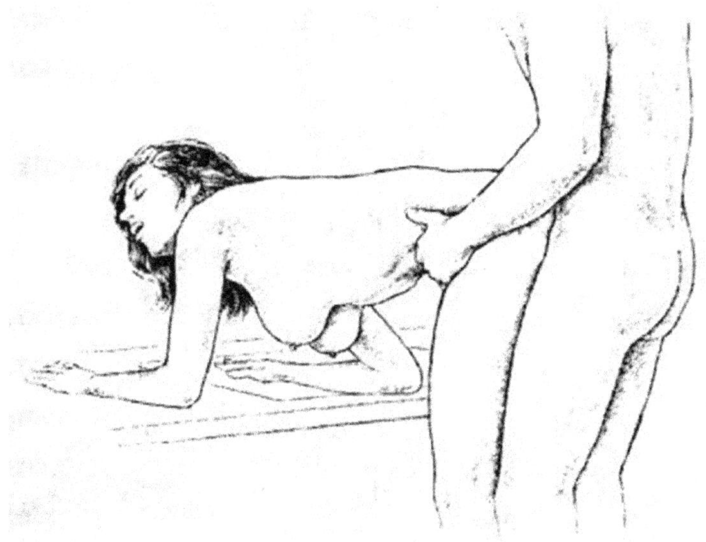

PASIÓN IRRESISTIBLE

Acostada boca arriba con la cabeza sobre un almohadón flexiona la mitad de su cuerpo, con sus rodillas toca los senos, los pies se apoyan en la cintura de él y las nalgas están en estrecho contacto con el pubis del hombre, que está arrodillado y le sujeta los muslos. De este modo, él puede penetrarla por el ano de manera profunda y acariciar al mismo tiempo su clítoris e introducir uno de sus dedos en la vagina, haciéndola gozar con intensidad por tres puntos diferentes. Ella, para facilitar aún más el ritmo, se sujeta las pantorrillas o puede también con las manos estimular al hombre, acariciándole las nalgas y las tetillas. En el momento culminante del coito ella empuja las nalgas aún más hacia arriba para facilitar la cadencia del movimiento hasta que estalle trepidante el orgasmo.

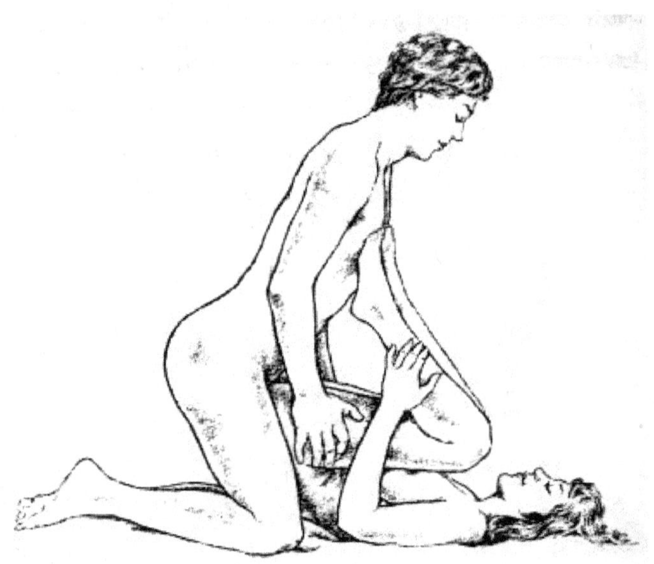

FRENESÍ (*)

Prefiere estar acostada de espaldas, porque así el clítoris, centro de su intenso placer, puede ser estimulado; de modo sensual abre las piernas y las flexiona mostrándolo junto con la vulva entera abierta en flor; sus rodillas rozan los senos y sus pies se apoyan en los hombros de él, que se coloca inclinando el torso hacia el cuerpo femenino de tal modo que antes de penetrarla puede lamerle la vulva y con las manos contener los senos. Luego la penetra y la sujeta con una mano por las nalgas para marcar el ritmo y elevarla hasta él en una cadencia incesante que cobra cada vez más velocidad, haciéndole sentir la fuerza de los empujes de su pene, hasta lo más profundo; con la otra mano acaricia su rostro y sus labios hasta llevar al límite la agitación y el deseo.

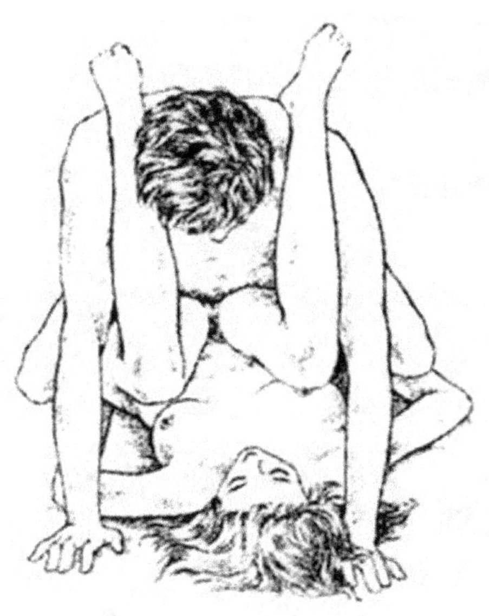

GOZAR SIN LÍMITES

Insinuante, ella se deja caer boca abajo con el cuerpo ladeado y la cabeza fuera de la superficie de la cama apoyando sus manos en el suelo, también de lado e inclinándose, él la penetra por detrás mientras sus dedos buscan la vulva para acariciarla y hacer crecer la excitación de ambos. Pulsa el clítoris y lo roza al mismo tiempo que intensifica cada movimiento de la penetración; la respuesta de ella marca la velocidad del ritmo hasta que ambos alcanzan el orgasmo. Esta postura da profundo placer si la penetración es anal, ya que el estímulo manual sobre el clítoris al excitaría intensamente la relaja, lo que facilita la penetración y las embestidas del pene.

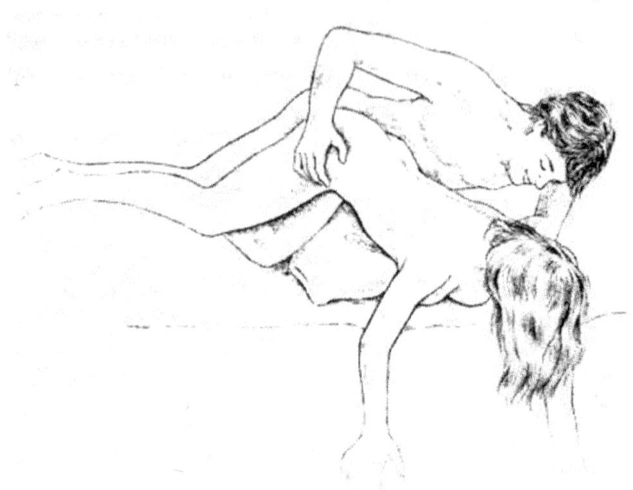

FUEGO INDOMABLE

En la urgencia de la pasión toda postura es válida para saciarse y las que se improvisan pueden dar un placer intenso; los cuerpos se funden estrechamente unidos, acoplados uno en el otro. Ella, recostada sobre la espalda, deja caer la cabeza, sus muslos se apoyan en los de él, que permanece sentado con las piernas bien abiertas para poder penetrarla abrazándola con mucha fuerza por los hombros e inclinando el rostro para que su boca se sitúe a la altura de los senos que besa mientras crece el goce de ambos. Las manos de ella lo sujetan con fuerza por la espalda que recorrerán incansables indicando con las caricias cómo se hace más profundo el grado de excitación que siente: al inicio son tiernas, después más intensas hasta llegar a arañarlo cuando se pierda en el orgasmo interminable.

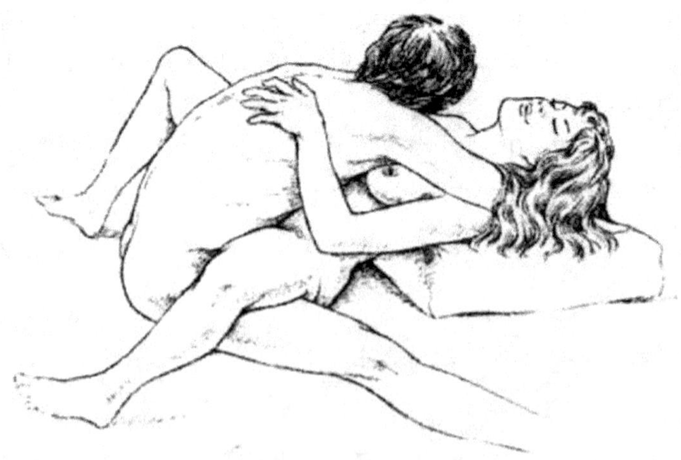

INTERCAMBIO DE PLACER (*)

Él se recuesta en el sofá sobre su espalda y ella toma el mando sentándose encima; como si quisiera sujetarla toma uno de los muslos con su mano que desliza en ardiente caricia al mismo ritmo que los dedos de la otra estimulan el clítoris; ella participa doblemente frotando la vulva contra los dedos del hombre y llevando sus manos hacia atrás para rozarle el perineo y el tronco del pene. En esta posición, la penetración es profunda o superficial, según los movimientos que ella realice alzando y bajando el cuerpo para que el falo entre y salga de la vagina; para muchas mujeres la estimulación del clítoris desde abajo es muy placentera y el orgasmo más intenso al trasladarse en oleadas hacia la vagina y la zona anal.

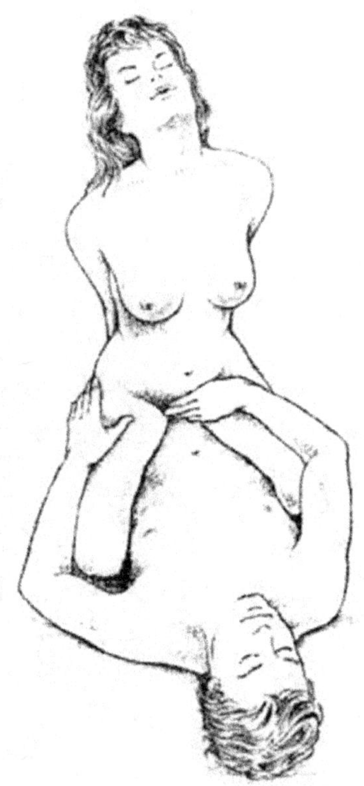

BALANCEO EXCITANTE

La mullida alfombra es una invitación sensual que arropa a los amantes con su calor, por eso ella se echa sobre la misma y se apoya en los codos; él responde a la incitación sentándose entre sus piernas y abrazándola con las suyas. Mientras le toca el clítoris ella empieza suavemente a balancearse

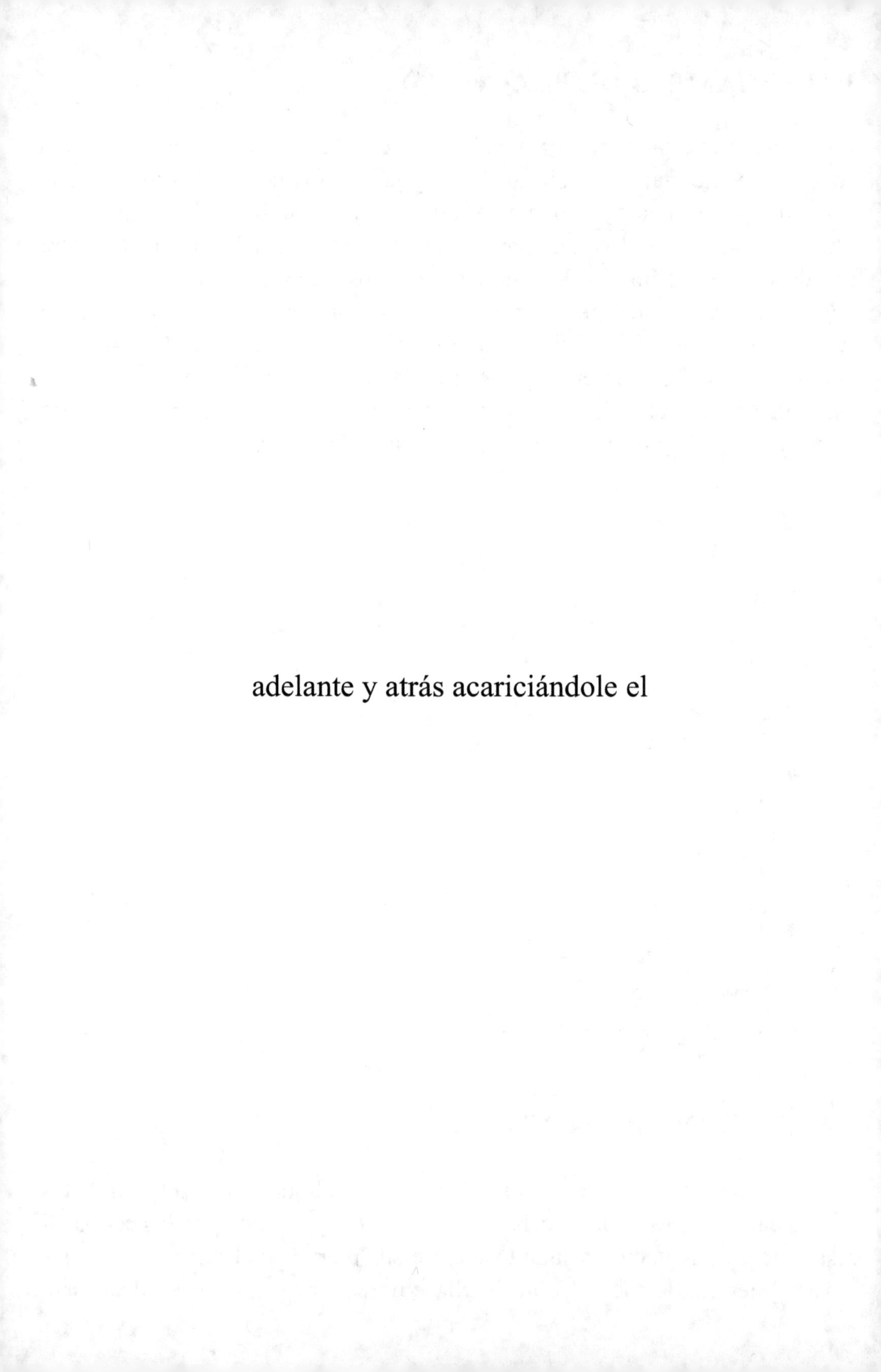

adelante y atrás acariciándole el

pene con su vagina. Poco a poco, el deseo une los cuerpos, que se encuentran en un contacto electrizante. Los pechos de ella rozan su piel; a medida que el ansia crece, él se impulsa con fuerza hacia adelante y, tomándola por las nalgas, la acompaña en su balanceo intensificando los movimientos del coito.

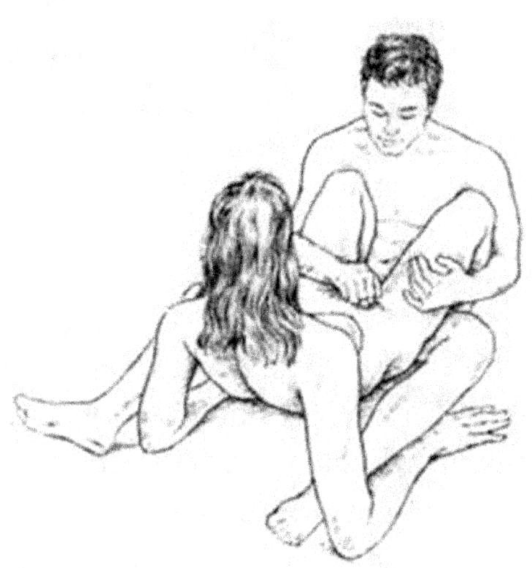

JUEGO PASIONAL

Tendida en el sofá, ella ha levantado y flexionado las piernas hasta tocar con las rodillas sus pechos; mantiene los pies en alto y los sujeta con las manos, mostrando la húmeda vulva, él se arrodilla intensamente excitado ante la visión de su vagina que parece llamarlo. Su aproximación es lenta y apasionada; toma uno de los muslos con una mano y, con la otra, conduce su miembro erecto por las zonas de su placer; lo usa para acariciar los labios mayores y menores, recorrer con la punta el perineo y llegar hasta el ano; luego estimula también con el falo el clítoris llevándola al clímax. Sólo entonces la penetra, por el ano o la vagina, mientras usa sus dedos para seguir dándole placer donde ella más lo desea.

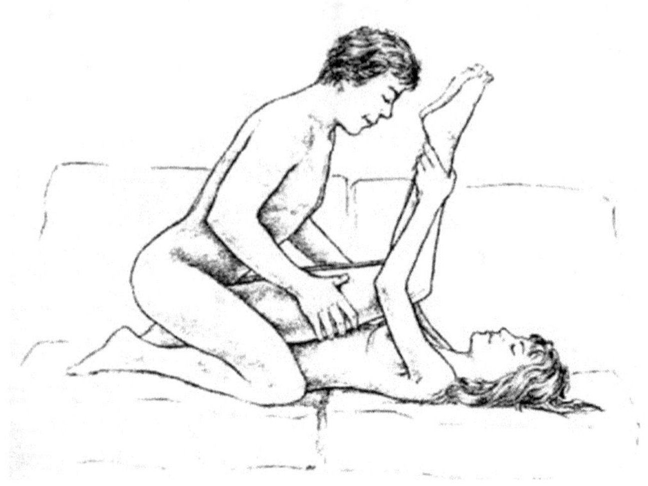

VUELO ERÓTICO

Acostado boca arriba se estira completamente, ella se tiende encima boca abajo, cruzando los dedos de las manos con los de él y haciendo coincidir sus senos con el pecho del hombre, los pies con los pies y los pubis juntos en un contacto arrebatador. Ella dirige el juego, subiendo y bajando el cuerpo para que el pene entre y salga de la vagina al ritmo que más la satisface, a la vez que puede friccionar los senos contra su piel o inclinarse y besarlo en la boca. Él tiene limitados sus movimientos, de modo que ella, con el torso levantado, se mueve como un ave, ayudándose con los brazos como si fueran alas. Esta posición íntima y sensual permite una cercanía que invita a realizar movimientos giratorios y ondulantes durante la penetración.

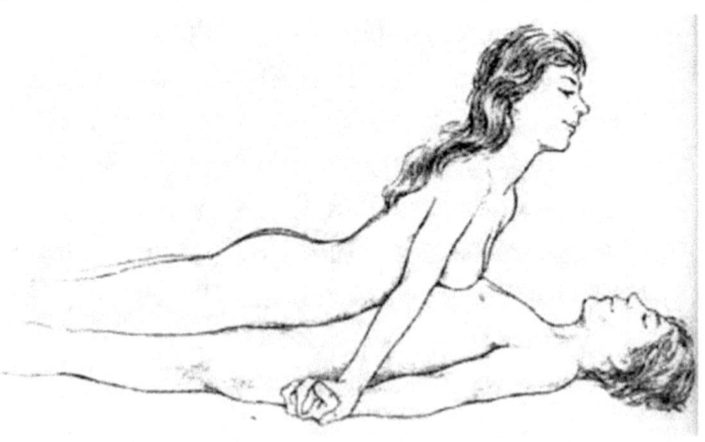

ESTRECHO CONTACTO

Uno o dos almohadones elevan la espalda de ella para mantener la pelvis en alto mientras se sostiene apoyando los pies. Él se coloca entre sus piernas abiertas y se apoya en las palmas de las manos; con el torso inclinado hacia el pecho de la mujer, le besa los senos para excitarla mientras la penetra. En esta postura, ella es la que mantiene la cadencia y el estrecho contacto moviendo las nalgas para no perderlo, porque al mismo tiempo que el pene empuja, el pubis del hombre estimula el clítoris y la vulva, generando un inquietante placer; la penetración es lenta, y si los movimientos son poderosos, se hace cada vez más profunda hasta que ambos alcanzan el clímax.

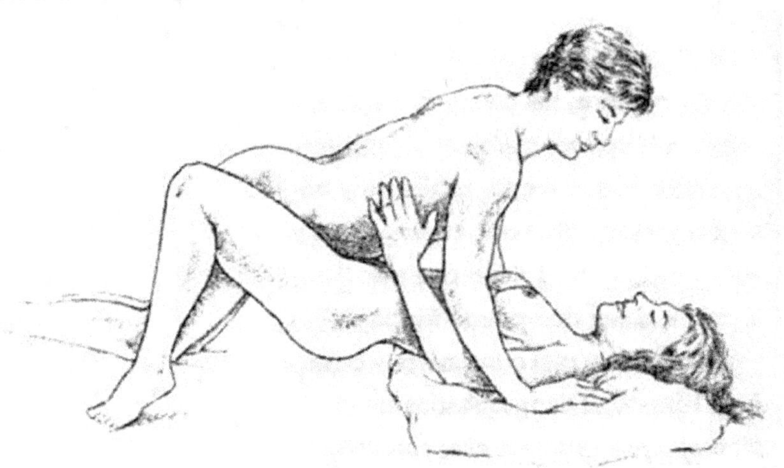

GOCE PROFUNDO

Ella se tiende de espaldas, el deseo hace que su cabeza descanse sensualmente y sus ojos se cierren por el placer que siente; abre y flexiona las rodillas mostrando la vulva abierta y él se recuesta boca abajo entre sus piernas, con el cuerpo ladeado para acercarse tomándola por los hombros; cuando él se aproxima, la mujer lleva el pene hasta la entrada de su vagina; de ese modo puede estimularlo acariciándole las nalgas en círculos o presionar la cintura como si lo empujara cada vez más profundamente hacia su interior, mientras con la pelvis él excita su pubis y el clítoris. Esta posición da un goce intenso a ambos porque él la penetra hasta lo más hondo y ella es quien incremento el ritmo a su voluntad para recibir una estimulación clitórica más intensa.

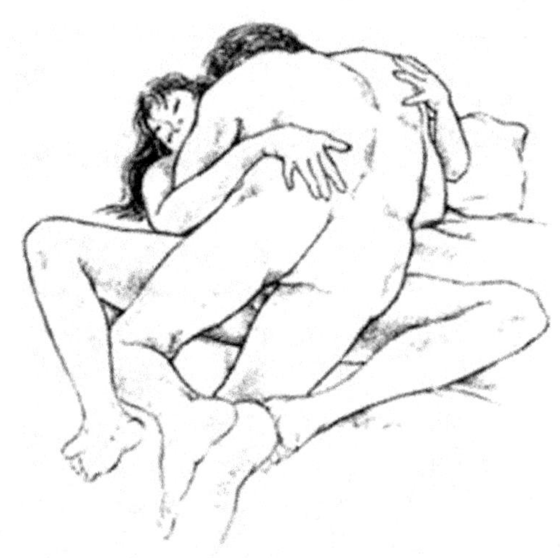

TREPIDANTE CABALGATA

Él está tendido, recuesta su cabeza y su torso, elevando y doblando hacia arriba las piernas; ella se sienta encima del pene casi acuclillado y toma las manos del amante, que descansan a los lados de sus muslos. Él siente curiosidad y morbo al descubrir que es ella quien domina la situación subiendo y bajando, alejando su vagina hasta que sólo permanezca la punta del glande en el interior y luego cayendo para que el pene la penetre entera; por momentos, frota su clítoris con el miembro viril lo que le da un goce intenso y luego vuelve a cabalgarlo como una ardiente amazona que va cambiando de ritmo para su mayor disfrute, primero con lentitud y, finalmente, galopando para dar rienda suelta a la marea de placer que la invade.

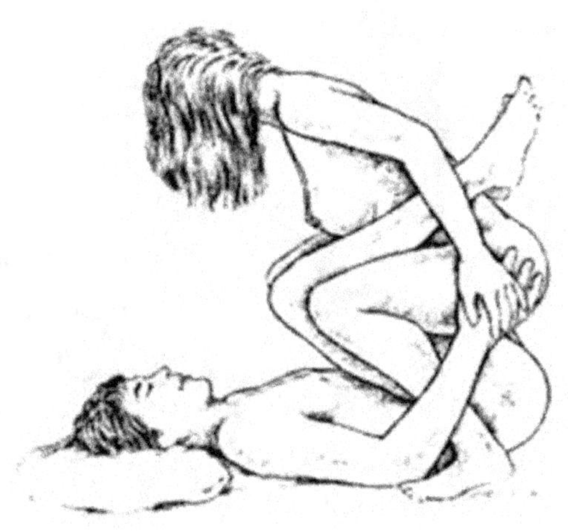

DIFÍCIL ELECCIÓN

Boca abajo, se apoya en los antebrazos y la cabeza descansa en uno de ellos, ofreciendo el cuerpo elevado con las nalgas abiertas al hombre que, arrodillado, la penetra desde atrás mientras sus manos se acercan a los senos para acariciarlos, o descansan en la cintura para hacer que el cuerpo femenino acompañe el ritmo; desde allí también sus dedos pueden alcanzar el clítoris. Los amantes sienten que una fuerza primitiva los empuja el uno hacia el otro y tienen que decidir, arrastrados por su intensa excitación, por dónde establecer el contacto: él puede darle y sentir placer vaginal o anal, ésa es la disyuntiva.

Cualquiera de las opciones provoca un intenso disfrute en esta postura, él goza porque puede penetrarla en profundidad y ella, porque sus puntos álgidos pueden ser intensamente estimulados.

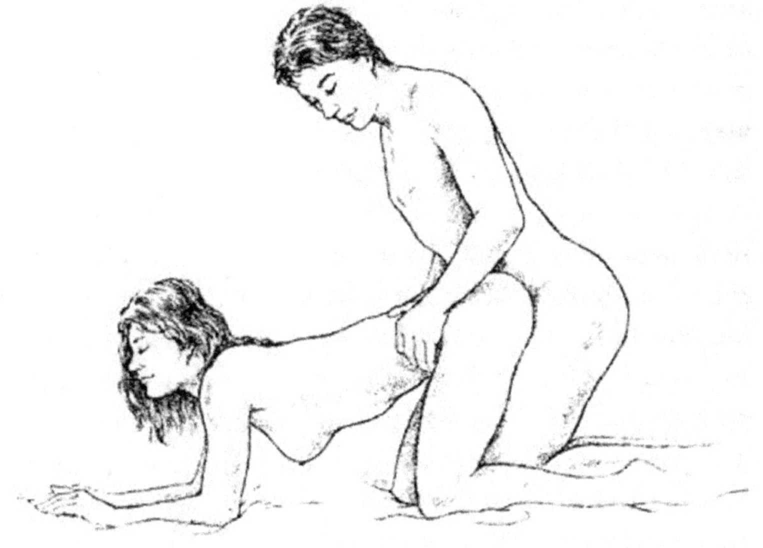

MÁXIMA EXCITACIÓN (*)

Arrodillada, con las piernas flexionadas hacia atrás y el torso elevado, ella se sienta de espaldas encima del pene, descansando los muslos sobre los de él, que se sostiene con las palmas de las manos. Mientras el amante besa sus hombros y su espalda con los labios y la lengua, ella hace movimientos lentos impulsando la penetración y estimulándose el clítoris llevada por su ardiente deseo. De vez en cuando puede detener los movimientos y abrazar estrechamente el pene haciendo latir la vagina con la contracción de sus músculos pelvianos, transmitiendo al mismo tiempo su placer clitórico a la vagina y el ano y dándole un goce intenso al miembro viril, que responde pese a lo limitado de sus movimientos con empujes cada vez más potentes.

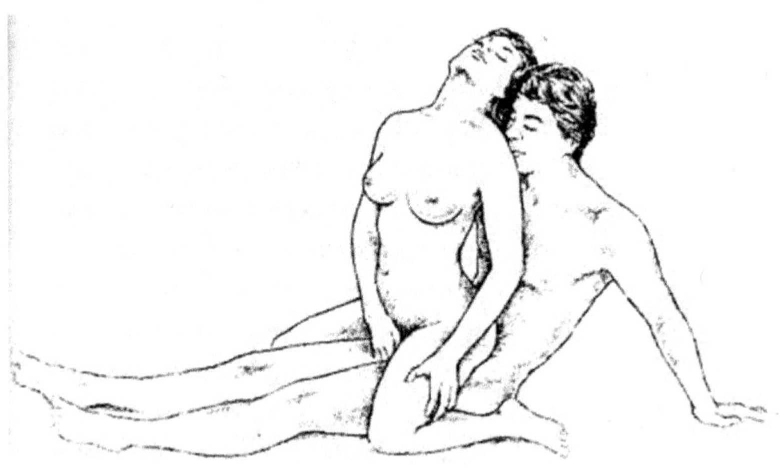

INTENSIDAD FEBRIL

Ella se recuesta enteramente con las nalgas apoyadas en los muslos del hombre, que está sentado sobre sus propias piernas; con una de sus manos él dirige el miembro hacia la vagina para penetrarla, después de haber recorrido con el glande la vulva y el clítoris. Al principio es superficial y de movimientos rápidos para que ella se vaya excitando con este contacto y con el recorrido que por su cuerpo traza él con la otra mano, estimulando el monte de Venus, el vientre y los senos, pellizcando los pezones con los dedos untados en saliva y volviendo al clítoris para acrecentar el deseo. Ella lleva uno de sus dedos hasta la boca de él y la recorre por dentro en sensual caricia. A medida que sube la temperatura del cuerpo femenino por la pasión y su respiración se vuelve agitada y tensa, él aumenta la profundidad y velocidad de su ritmo.

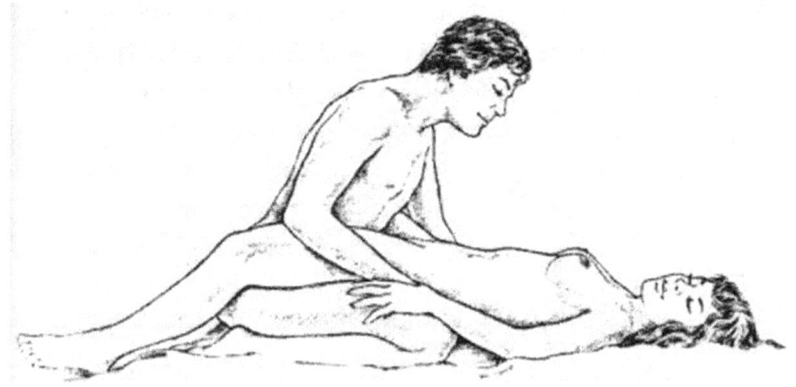

LA PRIMERA VEZ

H Aún hoy, la sociedad es la principal creadora de una serie de mitos en torno a la «primera vez» muy alejados de la realidad, pero que generan ansiedad y muchas expectativas. De este modo, el estado emocional con que la mujer llega a su experiencia inicial es de una intensa sensibilidad, a la que se suma, entre otros muchos sentimientos encontrados, la preocupación ante la posibilidad de sentir dolor, así como cierta confusión por el desconocimiento del propio cuerpo, vergüenza, y temor al rechazo por tener que desnudarse delante del amante.

> **Si no se parte de la idea preconcebida de que se hallará la «perfección» y no se plantea tampoco un objetivo previo, ambos asumirán con naturalidad el primer encuentro.**

Con todos estos condicionantes, la probabilidad de que la primera relación sexual no sea satisfactoria es muy alta y puede marcar la vida sexual futura. En cambio, si no se parte de la idea preconcebida de que se hallará la «perfección» y no se plantea tampoco un objetivo previo, dejándose llevar por el instinto y los sentidos, abriéndose a la imaginación y tratando de sentir la máxima confianza, ambos asumirán con naturalidad el primer encuentro. Se trata solamente de dar el primer paso en el camino de la sexualidad, un mundo rico que se va conociendo poco a poco y en el que, a medida que aumenta la experiencia, se descubren nuevos matices cada vez más placenteros.

EMBARAZO Y SEXO

Si un embarazo es normal, no existe ninguna contraindicación para seguir manteniendo relaciones sexuales en el transcurso del mismo. Sin embargo, son muchos los hombres y mujeres que temen dañar al feto si continúan gozando del sexo durante el período de gestación. Esta preocupación es más psicológica que real, puesto que el mismo está fuera del alcance del contacto físico, dentro de una bolsa protegida por una gruesa membrana y rodeado de abundante líquido amniótico.

No obstante, a veces, por razones fisiológicas o psicológicas, el apetito sexual de
ella disminuye cuando está embarazada y, en esos casos, su pareja debe adoptar una actitud comprensiva y no forzar situaciones que pueden incidir en su equilibrio emocional. Asimismo, en ocasiones es él quien se siente incómodo, y es la mujer la que debe ayudarle a superar este estado anímico.

Algunas parejas temen especialmente la penetración y los movimientos del pene en la vagina durante el embarazo, por lo que modifican sus hábitos y se satisfacen de otras formas, masturbándose o practicando el sexo oral.

Si no hay indicación ginecológica específica en sentido contrario, pueden mantenerse relaciones sexuales hasta el más avanzado estado de embarazo, pero, como es obvio, por el cambio que se produce en el cuerpo femenino, los amantes deberán hacer uso de su imaginación para encontrar las posturas más confortables.

Las que se sugieren a continuación son cómodas y placenteras, además de adecuarse a los tres trimestres de embarazo. Durante el primero, no hay demasiadas modificaciones en el cuerpo femenino y es posible continuar con las posturas habituales, pero ella suele disfrutar más si la penetración no es demasiado profunda. En tal caso, la postura ideal es que se siente encima de los muslos de él, ya que así ella marca el ritmo de los movimientos y controla mejor hasta dónde penetra el pene en la vagina.

En el segundo trimestre, es más cómodo para la mujer tenderse de espaldas para sostener el peso del vientre ya bastante abultado, pero precisamente por eso, es difícil que él se sitúe encima, por lo que es preferible qué ella se recueste de costado y él también, penetrándola en esa posición, mientras con uno de sus muslos ella le abraza una pierna. Así, él le estimula el clítoris y los senos, aunque hay mujeres que no desean que se los acaricien porque tienen una extrema sensibilidad en ellos durante la gravidez.

Los últimos tres meses, cuando el estado es ya muy avanzado, la postura más conveniente es que ella se apoye en las palmas de las manos y en las rodillas, elevando sus nalgas y que él la penetre arrodillado desde atrás. Permite que se exciten el clítoris y los pezones y que ambos disfruten intensamente sin que el avanzado estado de gravidez sea un impedimento.

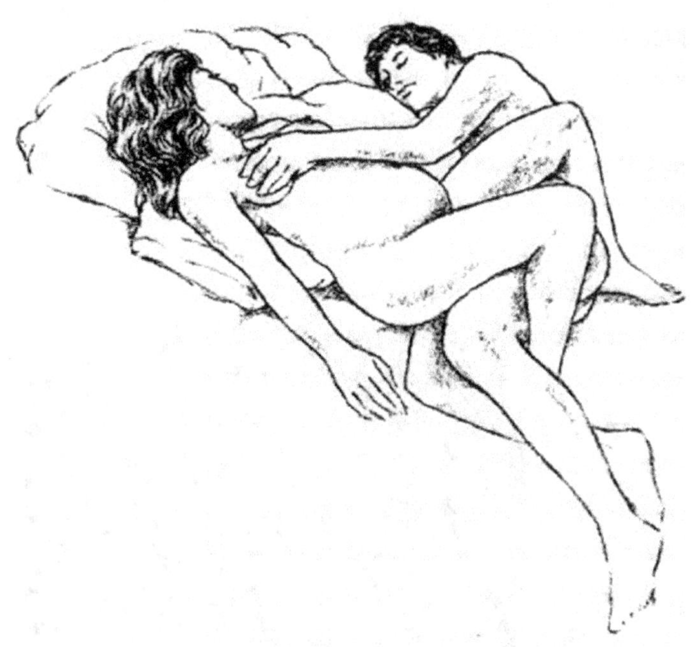

MENOPAUSIA Y LIBIDO

Aunque es uno de los mayores fantasmas de muchas mujeres, el cambio hormonal que se produce en la etapa menopáusica y posmenopaúsica no tiene por qué suponer la pérdida del apetito sexual. Por el contrario, al sentirse libres de la posibilidad de quedar embarazadas, resulta frecuente que abandonen antiguas represiones y se sientan más lúdicas y descosas de intensificar el placer.

El goce de los sentidos no tiene edad, ni depende en su mayor parte de la fisiología, sino que es un todo emocional y psicológico en el que intervienen el carácter, las ansias de vivir y el clima de la relación. De este modo, ellas descubren a veces que la calidad de su vida sexual se eleva en esta etapa.

No obstante, si la menopausia trae aparejadas molestias tales como sofocos, estados depresivos, sequedad o estrechez de vagina —lo que no tiene por qué sucederles a todas las mujeres— es posible que, temporalmente, no deseen tener relaciones sexuales. Por fortuna, hoy las modernas terapias hormonales y la lubricación vaginal con cremas específicas combaten estos trastornos para seguir disfrutando del sexo hasta edades muy avanzadas.

LOS PROBLEMAS SEXUALES MÁS FRECUENTES

La mujer que siente molestias durante o después de una relación sexual, lo primero que debe averiguar es si responden a causas orgánicas o si se trata de un problema de origen psicológico.

Hay una serie de pequeños trastornos de tipo orgánico bastante frecuentes y a veces repetitivos, que no revisten ninguna gravedad y se resuelven con tratamientos cortos y sencillos.

Puesto que la vagina es un medio húmedo que está localizado en un área cercana al aparato urinario, es fácil que se produzcan ligeras infecciones, inflamaciones, micosis o inconvenientes similares. Incluso ciertos medicamentos recetados para otros trastornos, a veces provocan entre sus efectos secundarios anomalías en la sexualidad. El diagnóstico del ginecólogo resulta fundamental en estos casos, ya que sólo él puede descubrir el origen del problema.

Si el especialista descarta la existencia de un problema Fisiológico, es muy probable que la dificultad proceda de una somatización provocada por un estado depresivo u otro tipo de factor anímico; en ese caso también debe ser tratado por un profesional para recuperar la calidad de la vida sexual.

AUSENCIA DE DESEO Y ANORGASMIA

En los casos en que ella carece de interés sexual, sólo se considera un trastorno si le crea conflicto y no si se trata de una elección personal. Conviene no olvidar que puede tener un origen biológico como son las anomalías hormonales, las insuficiencias orgánicas y los efectos que a veces genera el consumo de fármacos, alcohol o drogas. Sin embargo, las causas más frecuentes de la ausencia de deseo son razones de tipo psicológico o psicosociales.

En este orden, las alteraciones proceden de episodios traumáticos como una violación o un desengaño amoroso, la educación restrictiva que provoca rechazo o temor al sexo, un bajo nivel de autoestima y depresiones o problemas profesionales que producen ansiedad o estrés y no predisponen al disfrute.

También se deben considerar el aburrimiento y la monotonía que, a veces, se instalan en una relación. En este caso, no se trata de pedir ayuda a un profesional, como en los anteriores, sino que son los propios amantes, a través del diálogo en con fianza, quienes han de resolver el problema. Frecuentemente, al remozar la relación introduciendo fantasía y creatividad en las relaciones sexuales, se consigue renovar el placer y recuperar la pasión de etapas anteriores.

La anorgasmia es la dificultad o imposibilidad de alcanzar orgasmos. Está considerada una de las disfunciones más frecuentes en la mujer. Algunas no sienten placer en absoluto y otras disfrutan del sexo pero no consiguen llegar al clímax.

Esto puede deberse al cansancio, a las tensiones, al consumo de determinados fármacos, a problemas psicológicos o a la incorrecta o escasa estimulación, como también —si se trata de anorgasmia circunstancial— del momento y el lugar en que se tiene la relación.

Los modernos programas de ayuda con que hoy cuentan los sexólogos resuelven este trastorno en un 80 % de los casos.

COITO DOLOROSO O DISPAREUNIA

Si una mujer siente dolor, ardor y una sensación de escozor en la vulva o en el interior de la vagina durante la penetración y el desarrollo del coito, se trata del trastorno conocido como dispareunia. Esto puede suceder siempre o solamente en algunas ocasiones.

Ante el dolor coital, la actitud de los amantes suele ser diversa. Afrontarlo para tratar de hallar una solución es el camino adecuado, porque este trastorno, a la larga, crea en ella la ausencia de deseo.

Generalmente se debe a una escasa lubricación vaginal derivada de una insuficiencia hormonal o provocada por el uso de desodorantes íntimos; también es consecuencia de enfermedades como la diabetes, las infecciones vaginales, las malformaciones o las cicatrices de partos o cesáreas.

Al margen de las causas orgánicas, los aspectos psicológicos suelen incidir en la aparición del coito doloroso. Una mujer estresada o con tensiones tiene una cierta predisposición a sufrir una retracción de la vagina y no tener suficiente lubricación, al igual que si el pene del amante es demasiado grande, incluso antes de que la penetre, ella teme que le haga daño y contrae automáticamente los genitales.

VAGINISMO

Se llama así a un acto reflejo por el que se contraen automáticamente los músculos de la vagina ante el intento de penetración, a diferencia de lo que sucede normalmente, que es la distensión de los mismos durante la relación sexual.

La contracción varía notablemente de una mujer a otra; puede desde producir un pequeño estrechamiento del canal vaginal a cerrarlo por completo, generando en uno u otro caso —respectivamente— dolor o imposibilidad de penetración; este trastorno puede tener lugar incluso cuando ella está excitada y disfrutando del sexo.

Uno de los problemas que acarrea es que si la pareja no comprende que se trata de un acto involuntario, puede creer que ella siente rechazo —de forma inconsciente o consciente— ante la sola idea de ser penetrada; lo que obviamente terminará perjudicando a la relación. En ese caso, conviene que un especialista compruebe si hay algún tipo de trastorno en la pelvis y también, para evitar suspicacias, que demuestre a la pareja, introduciendo un dedo en la vagina durante el examen, que se trata de un acto puramente reflejo y que por lo tanto no es una respuesta al acto sexual.

La mayoría de las veces es el producto de una cuestión de tipo psicológico, debido a una vivencia traumática anterior o a miedos Incontrolables, por ejemplo, a la violación o a sentir dolor. Habitualmente se resuelve en un 95 % de los casos, después de un breve tratamiento con un psicólogo, mientras que es raro que la solución sea espontánea.

SÍNDROME PREMENSTRUAL

Algunas mujeres, en los días previos a la menstruación, suelen sentirse tensas, irritables o tener síntomas tales como mareos, dolores de cabeza, hipersensibilidad o dolor en los pechos, depresión y nerviosismo extremo, entre otros.

Sus causas no se conocen con exactitud, pero se asocian a los cambios hormonales, sobre todo a la relación de los estrógenos y la progesterona, así como también a deficiencias vitamínicas y a la retención de líquidos que se producen en el organismo femenino durante esta fase del ciclo menstrual.

Desde la sociedad y, sobre todo, desde la óptica de muchos hombres, se ha considerado el síndrome premenstrual como una, especie de capricho del carácter femenino, pero lo cierto es que éste afecta en realidad a un porcentaje variable pero bastante alto de mujeres —entre un 25 % y un 75 %— aunque sólo un 5 % de ellas ve alterado su habitual funcionamiento vital por este motivo.

Este trastorno, así como el ciclo menstrual propiamente dicho, genera actitudes muy controvertidas. Por un lado, se utiliza como justificante de ciertas conductas femeninas poco sociables pero, por otro, también es la excusa para discriminar profesionalmente a la mujer.

El intercambio sexual durante la menstruación es un tabú que aún persiste, tanto en la mujer como en el hombre; ella, por considerar que está «sucia» y él, por aprensión a la sangre. Lo cierto es que no existe ninguna contraindicación para el sexo durante este período y, por el contrario, hay mujeres que practicándolo se sienten más excitadas y además alivian los calambres abdominales y los dolores lumbares.

CLAMIDIA

La bacteria conocida como *chlamydia trachomatis* genera una infección que se transmite por contacto con el tejido mucoso de la vagina, provocando en el cuello uterino de la mujer la dolencia llamada cervicitis. En ocasiones se ven afectados la uretra, el recto y la boca. En el hombre se localiza en la uretra y en este caso el trastorno se denomina uretritis.

Siempre se contrae a través del contacto con una persona infectada. Los síntomas femeninos no son demasiado claros, por lo que a veces resulta difícil determinar el problema, que puede confundirse con otro cuadro clínico.

En todo caso, las expresiones más evidentes de la cervicitis son: secreciones vaginales espesas que a veces tienen un color amarillento y un olor peculiar — diferente del que habitualmente tiene el flujo vaginal— así como dolor en la zona del bajo vientre y molestias al orinar. El tratamiento que se prescribe es de antibióticos — tetraciclinas— y es importante la rápida cura de esta dolencia, ya que si progresa puede llegar a provocar esterilidad, tanto en él como en ella.

Es fácil que se confundan los síntomas de la clamidia con los de la gonorrea, sobre todo en el hombre, ya que en este caso aparecen secreciones transparentes que luego adquieren una consistencia cremosa, acompañadas de dolor y aumento de la urgencia y la frecuencia en las ganas de orinar.

TRICOMONIASIS

Es una infección vaginal originada por un parásito —*trichomona vaginalis*— que se transmite por contacto sexual, aunque en ocasiones puede contagiarse compartiendo ropa o toallas húmedas. Pese a que suelen padecería las personas de ambos sexos, en ellos prácticamente no presenta síntomas, si bien en algunos casos puede afectarles la uretra y generar dolor o molestias al orinar.

En las mujeres, que inicialmente tampoco tienen una sintomatología clara, las molestias tardan en aparecer entre una y cuatro semanas, aunque algunos investigadores afirman que es posible que sean portadoras del parásito a lo largo de los años sin manifestar ninguna evidencia del mismo.

Sus síntomas son muy evidentes: consisten en picazón e irritación de la vulva y la vagina, flujo vaginal purulento —de color amarillo intenso y de olor desagradable—, además de generar un intenso dolor genital al mantener relaciones sexuales.

Los tratamientos de la tricomoniasis son eficaces, prescribiéndose antibióticos que deben tomar ambos miembros de la pareja y, para el alivio de las molestias localizadas en los geniales, se recetan productos antisépticos específicos en forma de óvulos o paliativos tales como soluciones, que se introducen en la vagina con jeringuillas especiales.

CÁNDIDA

Como en la tricomoniasis, afecta con mayor frecuencia a la mujer, mientras el hombre no presenta síntomas. Pero en este caso el responsable es el hongo *candida albicans*. Puede contagiarse por contacto sexual, ropa, toallas, objetos que se intercambian, entre otras vías. Asimismo, el uso prolongado de antibióticos, el estrés o la diabetes favorecen la aparición y proliferación de las infecciones por cándida.

La evidencia de haberla contraído se materializa en el aumento de la secreción vaginal, que aparece en forma de flujo viscoso muy espeso, de color blanco, intensa e insistente picazón y olor mohoso; en ocasiones puede extenderse la infección a las vías y la vejiga. En el caso de que el hombre presente sintomatología —cosa infrecuente— se percibirá por el enrojecimiento del glande y prurito en el pene.

> **Muchos especialistas recomiendan como preventivos incluir en la dieta la vitamina C y los alimentos que la contienen, como los críticos o las patatas, porque fortalecen el sistema inmunológico. Con las defensas bajas es más fácil que se produzca una candidiasis.**

Aunque no es una enfermedad peligrosa, si es molesta y dolorosa. Una vez contraída conviene desinfectar cuidadosamente las prendas íntimas porque la cándida puede resistir varios lavados sin desaparecer. El tratamiento indicado deben realizarlo por igual ambos integrantes de una pareja y mantener relaciones sexuales con preservativo hasta su total curación.

MICOSIS

Se denomina de este modo y en general al grupo de infecciones generadas por hongos. Si bien en la mayoría de los casos no son trastornos graves, las micosis están muy extendidas y actualmente han adquirido gran importancia porque afectan a personas con el sistema inmunológico deprimido. La cándida y las tricomonas, tratadas en puntos anteriores, se incluyen en este tipo de micosis vaginales, y se encuentran entre las más frecuentes.

Para que el diagnóstico y posterior tratamiento resulten certeros es preciso determinar, a través de cultivos o por exposición al microscopio de una muestra de flujo o del tejido afectado, exactamente qué hongo produce la infección. Las micosis se suelen remitir con un tratamiento de antibióticos fungicidas que, dependiendo de la extensión y gravedad de las mismas, se administran por vía oral o endovenosa. También se combinan con pomadas o cremas de aplicación tópica y una esmerada higiene, tanto de la zona genital como de las prendas que están en contacto directo: ropa interior, sábanas y toallas.

> **Además del área genital,** las micosis afectan a otras zonas de mucosas en el organismo, como son la cavidad bucal y la lengua, los ojos, el esófago, y los espacios interdigitales de los pies o lasmanos.

HISTERECTOMÍA

Consiste en una operación quirúrgica en la que se extrae el útero y, si es necesario, en ciertas ocasiones, también los ovarios, lo que provoca —cualquiera que sea la edad de la mujer a la que se le practique— el consiguiente proceso menopáusico.

Tal como hemos explicado, la sexualidad no tiene que ver únicamente con el funcionamiento o la presencia de determinados órganos y, la sintomatología que puede presentarse en la mujer a la que se le ha practicado una histerectomía completa, se resuelve eficazmente con los adecuados tratamientos hormonales. Éstos están destinados a sustituir las hormonas que el organismo produce de manera natural durante la edad fértil —ya sea ingiriéndose en forma de cápsulas o pastillas, parches u otras preparaciones específicas—, para que se cumplan sus funciones de lubricación vaginal e intensificación de la excitación, aunque ésta procede fundamentalmente de la esfera psicológica y del estímulo sexual que se produzca entre los amantes. En este aspecto, la peculiar sensualidad femenina es una aliada, ya que no se centra exclusivamente en respuestas físicas ni depende de factores mecánicos, como sucede con la erección masculina. De manera que es posible mantener relaciones sexuales placenteras después de esta intervención.

Pese a todo, hay hombres y mujeres que asocian la histerectomía a la pérdida del apetito sexual femenino; como también puede suceder que ellas se sientan deprimidas por haber finalizado antes de tiempo su ciclo de fertilidad. Si es así, conviene que busquen ayuda psicológica y, al cabo de un breve espacio de tiempo, verán cómo recuperan la calidad de las relaciones sexuales, en muchos casos incluso con mayor intensidad que en el pasado.